临床医学检验概论

主　编　佟威威

副主编　王柏山　佟广辉

参　编　裴洪利　郑　强

吉林科学技术出版社

图书在版编目（CIP）数据

临床医学检验概论 / 佟威威主编. -- 长春 : 吉林科学技术出版社, 2018.5（2024.1重印）

ISBN 978-7-5578-4358-8

Ⅰ. ①临… Ⅱ. ①佟… Ⅲ. ①临床医学－医学检验 Ⅳ. ①R446.1

中国版本图书馆CIP数据核字(2018)第097502号

临床医学检验概论

主　　编　佟威威
出 版 人　李　梁
责任编辑　孟　波　孙　默
装帧设计　韩玉生
开　　本　787mm×1092mm　1/16
字　　数　238千字
印　　张　12.75
印　　数　1-3000册
版　　次　2019年5月第1版
印　　次　2024年1月第2次印刷

出　　版　吉林出版集团
　　　　　吉林科学技术出版社
发　　行　吉林科学技术出版社
地　　址　长春市人民大街4646号
邮　　编　130021
发行部电话/传真　0431-85635177　85651759　85651628
　　　　　　　　85677817　85600611　85670016
储运部电话　0431-84612872
编辑部电话　0431-85635186
网　　址　www.jlstp.net
印　　刷　三河市天润建兴印务有限公司

书　　号　ISBN 978-7-5578-4358-8
定　　价　78.00元
如有印装质量问题　可寄出版社调换

前 言

临床检验医学是建立在基础医学与临床医学之间的桥梁学科，由血液学、生物化学、人体寄生学、微生物学、免疫学等多基础学科所组成，是医疗卫生工作的重要组成部分。它是以检验医学为基础，多学科相互渗透、交叉配合的综合性应用学科。涉及化学、物理学、生物学、光学、统计学、人工智能学、免疫学、微生物学、遗传学、分子生物学等多种自然学科。从20世纪90年代开始，检验学科已经从医学检验向临床检验医学方向发展，成为一门独立的学科。

目前我国各级医院的临床检验机构，无论从规模、仪器、数量、技术、人员结构、实验室设置等那一方面，都已发生了根本性的变化。检验科已从过去的临床辅助科室发展为现在医学领域占有重要位置的真正意义上的实验诊断科室。

为了适应现代医学事业发展的需要，1982年国家成立了卫生部临床检验中心，随后全国各省、市自治区和地、县一级也相继成立了临床检验中心。多年来，各地临床检验中心在卫生行政部门的领导下，克服种种困难，在临床检验管理、质量控制、血液质量监测、人员培训、淘汰旧的检验方法和项目、推广应用新技术、体外诊断试剂检测和评定，组织国内外学术交流等方面做了大量的工作。对推动医学科学进步起了重大作用，显示了强大的生命力。

但是，我国临床检验事业在建设和发展中还存在一些亟待解决的问题，如各医疗单位检验机构的设置和名称的统一问题；实验室设置及仪器设备标准化的问题；检验标本的采集和检验报告申请单规范化的问题；诊断试剂质量控制体系问题；临床检验人员业务素质提高学习问题。这些方面存在的问题，制约了临床检验事业的发展。

本书旨在强调检验医学的基础理论，注重与临床医学的有机结合，充分认识检验与临床相互沟通的重要性、目前检验的发展、针对繁多的检查项目如何进行选择、病例中的检验结果该如何解读，以及各种标本的采集受影响因素等。因涉及专业面广，在此只能起到抛砖引玉的作用。

本书的编者是工作在第一线的检验科骨干，具有丰富的专业背景和从业经验。在编写和出版过程中得到了众多检验同行、专家的热情帮助和大力支持，在此一并表示真挚的感谢。

全书由佟威威负责统稿和编写，具体分工如下：

第1章：佟威威　中国医科大学附属盛京医院；

第2章：佟威威　中国医科大学附属盛京医院；

第3章：王柏山　辽宁中医药大学附属医院；

第4章：佟威威　中国医科大学附属盛京医院；

第5章：佟广辉　中国医科大学附属盛京医院；

第6章：裴洪利　沈阳市第七人民医院；

第7章：郑　强　沈阳市骨科医院；

第8章：佟威威　中国医科大学附属盛京医院。

鉴于编者水平有限，尽管在编写过程中认真努力，但必然还有不足之处，衷心期望各医界专家、同仁及读者提出宝贵的意见，以使今后不断提高。

编 者

2017年8月

目　录

第一章　检验医学

第一节　医学检验学

一、医学检验学

医学检验是运用现代物理化学方法、手段进行医学诊断的一门学科，主要研究如何通过实验室技术、医疗仪器设备为临床诊断、治疗提供依据。医学检验学是一个独立的新兴学科。17世纪末显微镜的发明，揭开了微观世界的奥秘，也为医学检验学的发展奠定了物质基础，使医学检验学逐步成为临床医学中重要的独立学科之一。

医学检验学的发展与自然科学的发展息息相关。随着科学技术的不断发展，医学检验学的理论与技术也逐步得到深化，医学检验学也由单一学科发展成为一个拥有临床检验基础、临床血液学检验、临床微生物学检验、临床免疫学检验、临床生物化学检验、临床分子生物学检验、临床寄生虫学检验、临床输血学检验、临床检验仪器学和临床实验室管理学等众多亚学科的综合学科。检验技术的发展也日新月异，从定性检验到定量检验、从手工操作到自动化分析、从常量标本一次检验一个项目到微量标本一次检验多个项目、从有创伤检查到某些无创伤检查等。目前，医学检验学已经成为发展最迅速、应用高精尖技术最集中的学科之一，是临床医学中不可缺少的一个分支。

（一）医学检验学的现状

近年来，我国医学检验已进入自动化检验的时代，其表现形式多种多样。

1.仪器与技术的发展。大量先进的自动化仪器取代了简单比色计等一般仪器；所用技术涉及众多前沿技术领域。如自动化细菌鉴定及药敏分折系统、流式细胞术、免疫标记技术、生物芯片技术等。

2.工作任务正在从简单地为临床提供快速、准确的检验结果，转变为在进一步发展检验技术的同时，积极参与临床咨询和临床诊断、治疗和预防等工作。

3.运用循征检验医学（evidence-based laboratory medicine,EBLM）的理论，在

保证检验结果准确、成本低的前提下，为临床提供既能说明问题、价格又合理的检验项目。

4.检验人员与临床医师共同制定诊断和疗效判断标准等。

（二）医学检验学的特点

1.检验操作的自动化

随着计算机技术的广泛应用，具有操作简单、精密度高、易质控、多参数、信息丰富等优点的自动化检验仪器，已基本取代手工操作，这样既能提高检验结果的准确性、缩短检验时间，又能使检验操作逐步向全实验室自动化（total laboratory automation,TLA）与网络化管理（net management）方面发展。

2.检验方法的标准化

医学检验学主要强调检验方法的标准化，并已经向检验操作规范化、标本微量化的方向发展为目标。目前，一批由国内外相关组织推荐的参考方法（reference method）、决定性方法（definitive method）已经用于临床检验中，提高检验结果的准确性，也使临床实验室之间检验结果的可比性增加，方便于医院之间的会诊、交流和远程医学诊断。

3.检验技术的现代化

现代科学技术的成果，如：流式细胞术（flow cytometry）、生物芯片（biochip）、分子杂交（molecular hybridization）和PCR等技术，已经以最快的速度应用于医学检验学，使临床检验水平大幅提高。

4.检验试剂的商品化

目前，随着临床医学对检验方法的自动化、标准化、现代化要求程度越来越高，许多优质的商品化试剂进入临床应用领域，提高了临床检验质量、减少了检验误差。专业公司批量化、专业化、配套化和多样化向临床实验室提供高质量的检验试剂，避免了手工配制的弊端。目前，血细胞分析仪、尿液分析仪、血凝仪、免疫分析仪等已有配套化和专业化的试剂。

5.计量单位的国际化

医学检验学已采用国际法定计量单位，并已引入参考区间（reference interval）、参考范围（reference range）、医学决定水平（medical decision level）等概念，注重了检验人员与临床医生的沟通与交流，突出检验人员对临床医师选择检验项目的咨询与检验结果的解释作用。

6.质量管理的全程化

一个准确可信的检验结果的获得，有赖于健全的质量保证体系（quality assurance system）。检测前、检测中和检测后的质量控制是全程质量管理的3个重要环节。检测前和检测后的2个环节，尤其是检测前的准备和质量控制由医护人员和检验人员共同协作完成,而检测中的质量控制则由检验人员实施,因而临床检验全程的质量控制要由临床医护人员配合检验人员共同协作完成，并且临床实验室一定要进行全程质量管理与控制。在进行实验室内质量控制（internal quality control,IQC）、实验室间质量评价（external quality assessment,EQA）及全套规范化实验室管理操作之后，确保检验结果的准确性和可信度,力争使各临床实验室通过国家实验室认可（laboratory accreditation）。

7.生物安全的严格化

所有患者的标本都有潜在的危险性。因此,从标本采集到标本转运、储存、检测和处理,均需严格执行实验室生物安全要求。生物安全对操作者、患者、其他相关人员和周围环境皆同等重要。因此，检验人员要按照标准文件的要求严格实施生物安全的具体规定。

8.检验人员的合格化

所有临床实验室都注重检验人员的技术合格性和操作规范性。例如，进行血细胞分析仪操作前，必须接受仪器操作的培训，要熟悉检验理论和掌握操作方法，能够进行室内质量控制和室间质量评价，具备判断、分析和纠正失控的能力，能够熟练地完成仪器的基本操作维护保养；了解本实验室检验项目的复检规则，应用熟练的血细胞形态学理论和实践经验进行显微镜的复检，并能够正确评价和验证检测仪器的各项性能参数等。

二、医学检验学的基本任务

医学检验学包含了检验技术和检验项目的临床应用两方面的内容。其基本任务是运用物理学、化学、生物学、免疫学、自动化检验等技术，对人体的血液、体液、排泄物、分泌物和脱落细胞等标本进行实验室检查，以获得病原学、病理学和脏器功能状态等资料，为疾病诊断、治疗、病情观察、预后判断提供依据，并结合病史、体格检查和其他各种辅助诊断资料，进行综合分析，以达到诊断明确、治疗及时和制定预防措施的目的。

临床检验基础的基本任务是采用先进的检验方法，对离体的血液、尿液、粪便、生殖系统分泌物、羊水、脑脊液、浆膜腔积液、关节腔积液和脱落细胞等标本进行理学、化学、病原生物学、显微镜形态学检查等，其检验结果能基本满足临床筛检诊断疾病的需要。

三、临床医学检验

临床医学检验是临床医学的重要构成，而现代医学的发展，临床医学检验技术的快速进步，使得临床医学检验的地位日益提高。在临床医学检验领域，检验的准确性和实效性日益提高，日益更新的医学检验设备，为临床治疗争取到了更多的治疗时间。临床医学检验是对于患者病情信息的有效、及时获取，对于接下来的疾病判断与治疗都起着至关重要的作用。总之，临床医学技术的进步正在影响着临床医学的发展。

临床医学检验是依靠现代医学检验技术，在采集和测定临床标本后，对于标本进行科学有效的技术分析，形成医学检验报告，报告的信息是医生后续诊断的重要依据。现代临床医学检验的主要标本有血液、尿液、分泌物及组织细胞等。主要检验的项目包括蛋白、酶类、血细胞、抗体、病毒抗原、微生物、寄生虫等。

临床医学技术的发展不仅是工业机械制造水平的提高，更代表的是医学水平的不断发展。在临床医学检验技术领域，其涉及化学、物理学、生物学等学科的进步。虽然在临床医学检验技术领域取得了快速的发展，效果也有目共睹，但是在临床医学检验领域，这一工作过程中依旧存在一定的问题。例如：临床标本留取不规范，不能及时检验标本会造成临床医学检验数据的不准确；在检验的实际过程中，也存在一些检验科的工作人员不熟悉检验设备所造成的检验数据的失效；其中，不能及时有效地维护保养检验设备是影响检验数据准确性的重要因素，但是在具体实际操作过程中，很多检验医生常常忽视这些影响要素的作用；而且在检验与诊断环节，往往缺乏有效的沟通，一些医生对于检验信息不能灵活运用。这些不良因素将影响不能医学检验技术的发展速度。

临床医学检验技术的发展对于临床医学检验工作的长远发展至关重要，其对于提高临床医学检验质量，确保患者临床治疗都具有重要影响。临床医学检验技术的快速发展，造成医生常规经验的弱化，注重检验数据是科学诊断和治疗的重要数据。但是作为医生也不应该盲目崇拜医学检验技术。在实际的检验过程中，很多因素都间接影响着检验结果的准确性。不断提高临床医学检验技术，及时、准确、可靠地提供检验结果，为患者疾病的早日治愈赢得了宝贵的时间。

第二节 检验医学

一、检验医学概述

近年来，随着基础医学和生命科学的发展，检验技术的发展取得了长足的进步，各式各样的检验仪器与设备争先上市，检验科所开展的检验项目种类越来越多，所能向临床诊断提供的帮助也越来越大，医学检验已经被检验医学所替代。检验科作为临床医技科室，与临床科室有着直接的业务联系，这种联系可以简单地表述为临床科室申请单的请求与检验科（实验室）化验报告单的答复。原来都认为检验科是辅助科室，没有充分认识到检验在临床工作和病情预后等过程中发挥的重要作用。但随着医学的发展，医学检验的地位和重要性日益凸显。

（一）检验医学的概念

检验医学，又称为实验室医学（过去曾称为化验、医学检验），主要是利用实验室的各项工具，协助预防医学中对健康状态及生理功能的评估，临床医学中疾病的诊断、评估、治疗及追踪等。检验医学也是医学研究的一个重要部分，其本身的发展与应用，均为医学的进步带来极大的贡献与实证。

检验医学所涵盖的范围极为广泛，如血液检查、血清学检查、各种体液的显微镜检查、生化检查、免疫学检查、微生物学检查（含致病性的病毒、衣原体、立克次体、细菌、寄生虫等）、细胞学检查、各种组织及器官的病理学检查，甚至在有些国家和地区还包括各种生理功能的检查（如脑电波检查、各种神经功能检查、肌电图、心电图、听力检查等等），且其内容与应用的发展极其迅速。

检验医学是现代实验室科学技术与临床在高层次上的结合，是一门多学科交叉、相互渗透的新兴学科，目前正朝着高理论、高科技、高水平的方向发展。

检验与临床的结合提供了权威的策略和专业的咨询，改善及强化了临床的诊断，对患者有莫大的裨益，并增强了患者对检验服务质量的信心。现今主要负责检验医学的专业医事人员为医检师，台湾大专院校的医学院中则设有医技系，以培育医检专业人才。

（二）检验医学的特点

1.强调整体协作

检验医学，早已经突破了过去以血、尿、便三大常规为主的检验。面对琳琅满目的诸多检验项目和越来越准确的检验要求，非常需要整体协同运作。仅就检测结果准确性要求而言，不仅涉及到标本采集时间、部位、方法的确定，还包括对检验方法的选择，以尽量减少不同方法检测同一项目时的干扰、尽量减少不同试剂检测同一标本时的差异、尽量减少不同仪器检测同一标本时的差异、尽量减少个体操作间的差异、尽量减少不同实验室间的差异，如果这其中有一个环节出现失误，就会导致最终检测结果的不客观。

2.强调科室管理水平

科室管理不仅包括人员管理，还包括仪器管理、操作规程管理、室内质控管理、生物安全管理等，无论哪一个方面出现管理问题，都会导致检验质量的下降。

3.对新技术的应用更为敏锐

检验医学学科的发展与新技术的关系也更为密切。以分子生物学技术为例，对于检验医学来讲，分子生物学使检验医学的工作范围得到了极大的拓展，不仅使检验可以从事后性判断向前瞻性转变，而且其应用范围也可以扩展到诊断、治疗效果的评价、预后的评估、预测个体发生疾病的趋向、流行病学、健康状态的评价、药敏靶点的选择。另外，蛋白质组学的发展对于检验医学的发展也至关重要。首先，区分疾病中不同时期如早期、晚期区分出一整套独特的蛋白质，会使诊断更客观精确；其次，在肿瘤研究方面人们希望通过蛋白质组学的研究，发现新的有效的诊断测试方法问世。

4.自动化的融入使检验更迅速

这一点对于治疗至关重要。救人如救火，些须时间的节约面对的结果就可能是生死之别。而自动化（包括自动化仪器和操作的自动化）的引入，不仅使检验可以摆脱手工操作的误差，而且可以极大地节约检测时间，使检验变得更为迅速。

二、检验医学的发展

（一）观念的变化

“医学检验”转变为“检验医学”不仅仅是简单的名词颠倒，而且是检验学科建设的理念和内涵发生了明显的变化。现代化仪器的应用和标准化进程，特别是临床医学与基础医学的密切结合，使检验科的工作任务在保证实验质量的基础上更应结合临床。IS015189《医学实验室质量和能力的专用要求》规定“检验科要对检验结果确认、解释、出具报告并提出建议，医学实验室服务还应包括对患者的咨询服务”等。这个转变使检验科的工作定位和观念发生了变化。基础医学的发展，以及与临床医学的密切结合，要求实验室的工作应不断地与临床医护人员进行交流和信息沟通，把有限的实验数据变为高效的诊断信息，更多地、更直接地参与临床的诊断和治疗。近年来，先进的实验技术与仪器在国内逐步普及，不仅提高了实验结果的精确性和准确性，而且还为临床提供了许多新的指标。如何将这些方法的原理、临床意义介绍给医护人员，使之能合理地选择实验、正确地分析试验结果并用于诊断和治疗变得具有重要意义。

恰当的标本收集与运送以保证分析前质量控制，如何从临床获得患者资料、病情变化、治疗方案，保证分析后的质量评估，并对临床的诊治工作提出建议已成为检验医学的重要内容。不难看出，检验科的知识结构、人才构架、学科发展方向也应有相应的变化与调整。这些要求检验人员具有扎实的基本理论与基本技术，同时，还应该具有更多的临床知识，成为“临床型检验人才”。近年来，大批高学历人才加入检验队伍，成为骨干力量，甚至成为学科带头人，他们在学科建设中发挥了重要的作用，使检验科与临床科室的联系更加密切，循证检验医学的开展越来越深入。

（二）检验医学的发展

随着科学技术，特别是生物科学技术的迅速发展，更多、更新的技术广泛应用于临床医学和检验医学，检验医学将有可能提供更多、更新的检验项目。从正面效应来看，生物技术的发展将有效地帮助人类战胜疾病，为人类的健康长寿带来希望，同时也会出现一些负面效应。进入21世纪以来，检验医学有如下6种变化：

1.医院实验室出现集约化，将一些检验时效性要求不严格和标本量较少的检验项目集中到一些规模较大的实验室进行检测，规模较大的实验室有可能进一步发展成网络化和集团化。

2.较大程度削减人力资源成本，减少岗位员工的数量，在发达国家成本中比例最大的是人力成本。

3.医疗行业改革的各项举措及患者就医费用成本最低化的要求，迫使医疗行业提供更加有效低价的服务。

4.尽量减少不必要检验项目的开展，对现有的检验项目逐一进行筛选，针对一些不必要的、重复的或临床应用价值不大的检验项目进行删除。例如美国CPTCode及时收录一些对临床有意义的项目，医疗保险往往以此作为付费依据，来提升这些项目的应用前景。另外，通过FDA对新增加项目和新技术进行严格审查，有些检验项目虽然是新项目、新技术，但由于其尚不可靠、临床价值小，则限制其应用或推广，或者只让允许科研开展，而不能广泛应用于临床检测。

5.实现全实验室操作自动化，这是减少人力、提高工作效率最有效的办法。在这种实验室里要求工作人员有全面的检验技术操作、仪器维修和维护能力，并具备一定的实验室管理和计算机应用的能力。

6.进一步加强检验过程的标准化，检验科不断制定更多的标准文件、技术操作规范，使检验科能做出较一致的检验结果。从技术上说，分子诊断学和芯片技术将是21世纪中最具影响的发展方向之一。

三、检验医学在我国的发展

1.检验技术的发展

检验技术的快速发展，如生化检验中的酶促速率法分析技术、临床检验中的干化学试纸条法检测、免疫检验中的放射免疫、酶免疫及化学发光、微生物检验中的全自动鉴定技术和最近发展起来的以聚合酶链反应为代表的分子生物学新技术等。这些技术的建立与普及使检测方法的灵敏度不断提高，特异性越来越好，检测结果也更加准确、可靠。

2.检验设备的更新

检验设备的迅速发展是近几年医学检验领域很惹人注目的成就。目前，临床检验、生化、免疫学和微生物学检验中的部分项目已实现了全自动化或半自动化。这些先进检验设备的应用，使检测结果避免了人为因素的干扰，结果判断更加客观、科学，反馈给临床的信息越来越迅速，结果回报时间越来越短。

3.检验管理的逐步完善

目前各医院的检验科室大都分为临床检验、生化、免疫、微生物、输血等几个相对独立的机构，各学科也已经初步形成了较为完善的技术体系，并能相互协作，这样就使各项检验工作都得到了较为深入的发展。同时，在某些检验项目（如生化检验及免疫检验的部分检测项目）已形成了比较合理的质量控制管理体系，室内质量控制及室间质量评价都有了一定的发展，因此，也保证了检测结果的准确性和可比性。

4.检验人员的素质得到提高

目前的医学检验工作人员大多具有中专、大专等技术学历。从20世纪80年代起，一些医科大学又相继建立了医学检验专业，所培养出的医学检验大学生已在部分大、中医院开始发挥作用。因此，医学检验工作人员的整体素质得到了普遍提高。

5.重新认识医学检验在现代医学中的地位和作用

医学检验技术的进步和设备的更新换代，对许多疾病的诊断、治疗监测和预后评估都起着越来越重要的作用。以病毒性肝炎等病毒感染性疾病为例，目前对其诊断及疗效观察主要以实验室结果为依据，如果没有准确、可靠的实验室检测结果，对这些疾病的诊治也就很难实现。检验科在各医院中的地位逐步提高。医院的检验科很长一段时间内一直被看作是医院的“辅助科室”，只对临床部门起“辅助”作用。目前看来，检验科已经成为各医院很重要的一个部门。衡量一个医院整体水平的高低，其中很重要的一方面就是这个医院的检验部门可以检测多少项目、检测的水平如何，以及所应用的技术手段是否先进。另外，随着检测技术的不断发展、检测项目的逐步增多，检验科室在各医院总收入中所占的比例也越来越大。因此，检验科室已不再仅仅是各医院的“辅助科室”，这一学科及其相关部门在现代医学中的地位和作用已经越来越受到重视。

第三节　检验医学的发展

随着临床检验专业飞速发展，学科建设空前活跃，检验学科已经从医学检验向检验医学方向发展，成为一门独立的学科，对疾病的诊断、治疗、预防及发病机理的探讨等诸方面发挥了很大的作用，医院检验科的建设已成为衡量医院水平的重要指标之一。这是检验医学界许多老前辈为我们的事业所做出的巨大成绩和贡献。科学的发展和医学的进步，为我国检验医学的发展提供了良好机遇，同时也使我国检验医学的发展面临着挑战。面对2l世纪时代赋予我们检验工作者的光荣使命和巨大的挑战，我们不仅要走在科技发展的前沿，更应用当代先进的科技手段武装我们的学科，抓住机遇，迎接挑战。

一、发展高新技术

1.分子免疫学

在现代生命学科中，发展最快的是分子生物学和分子免疫学。分子免疫学是从细胞和分子水平研究机体的免疫过程，其主要内容是探索组织相容性抗原（MHC）共刺激信号分子、黏附分子和各细胞因子等在免疫应答中的作用，20世纪80年代末提出的主要组织相容性复合体在免疫中的新作用被认为是经典免疫学的一次革命。由于组织相容抗原一人白细胞抗原（HLA）的不同可引起免疫排斥反应，它是导致移植物丧失功能的主要原因之一，对临床器官移植的成功与否有至关重要的影响。当前，器官移植正在蓬勃发展，要求相应的实验室检测技术水平与之配套；现代器官移植HLA配型的方法已由传统的血清学、细胞学方法发展到运用分子生物学技术进行基因配型，合理运用这些方法进行供、受者的免疫学选配，是防止和减轻排斥反应的关键。

2.基因诊断

基因诊断在遗传性疾病（如地中海贫血、血友病）携带者及产前诊断优生优育，避免基因缺陷患儿的出生方面得到广泛应用，对提高人口素质有重要意义。分子生物学技术是21世纪的主导技术，随着人类基因组计划测序工作的完成，直接检测基因的突变，可对临床可疑的患者予以诊断和鉴别诊断，并可进一步阐明发病的分子遗传基础。分子生物学技术在感染性疾病的诊断方面，包括细菌性感染的检测，如结核杆菌和其他结核蜡样杆菌的鉴别，军团菌、立克次体、衣原体等的检测，彻底改变了过去生长周期长、检出率低的传统培养手段，有助于耐药型致病菌的DNA分型以帮助调查和分析院内或院外暴发性流行性感染。在病毒性传染病的检测中，如HIV、HCV、HBV的基因突变及2003年春季出现的传染性非典型肺炎的快速诊断，对防止其暴发流行有十分重要意义。从微生物核酸的扩增和测序过程中发现了许多从培养基和显微镜中找不到的病原体，从而获得了过去不能想象的证据，这些工作正受到大家的关注。基因诊断在肿瘤学上也有广阔前景，肿瘤是基因突变引起的疾病，肿瘤的发生必有基因的异常，可通过癌基因或抑癌基因检测发现不同肿瘤的基因突变及同类肿瘤不同分化类型中突变率的差异，为肿瘤的基因诊断提供依据。故基因突变的检测已成为探索各种肿瘤的新的实验诊断手段。

3.芯片技术

纵观生物芯片技术的发展，以微阵列技术为基础的检测生物芯片的发展最为迅速，如基因微阵列检测芯片和蛋白质微阵列检测芯片。当前人类即将进入后基因时代，对更加复杂的蛋白质组学及其功能研究迫切需要蛋白质芯片。免疫芯片是一种特殊的蛋白质芯片，它在临床分子诊断学和许多学科都有明显的发展潜力，如肿瘤学（多种肿瘤标志的检测）、内分泌学（数种不同激素的测定）、自身免疫病（多种自身抗体或抗原）和超敏反应（多种过敏源的筛查）。2001年有作者报道实现了基于抗体微阵列的24种细胞因子的检测，为免疫芯片在蛋白组学分析中的应用研究走出了坚实的一步。目前，又发展了纳米阵列免疫芯片。该芯片的纳米点阵应用原子力显微镜的针光制作，免疫芯片的研究和应用呈现出突飞猛进的发展趋势。通过芯片实验室可同步检测多个疾病标志，将有利于对疾病的全面分析。通过健康与患病的人类细胞蛋白组图谱，可理解和分析细胞信号传递及新陈代谢的途径，为疾病的预防和诊断奠定新的基础。

4.飞行质谱

现代分子生物学的研究，已从个别基因研究转向基因组的研究以及后基因-蛋白组学的研究。最近确认的人类基因谱表明，人类大约有1万个基因，以此估计人类至少有7000-8000种蛋白，而目前能检测的蛋白质不到1000种，学术界希望能检测更多的蛋白质，揭示其中携带的疾病信息，解决医学目前许多难以早期诊断的问题。飞行质谱是由2002年诺贝尔奖得主田中（Tanaka）发明的，全称叫表面增强激光解吸电离光谱技术，它由蛋白芯片和一个质谱仪组成。飞行质谱的特点是从被测样本中分离出上千种蛋白，进行定量测定。这一技术一经提出就受到包括FDA等权威单位和学术界的高度重视。经世界上40余个著名实验室证明，利用飞行质谱能发现过去无法分离检测的新的肿瘤蛋白谱图，使肿瘤诊断的敏感性和特异性大大提高，这一新技术正在推广中。

二、转变实验室功能

1.规模整合

随着医院体制的改革深化，将大量小而分散的临床实验室集中，有利于仪器设备资源共享。实验室进行规模整合是发展的必然趋势，也是提高检验质量和提高工作效率的基本保证。国外也走过这样的路，他们的经验是整合成规模适当的实验室。

2.检验中心

一些中、小型医院检验科将由于跟不上技术的发展，而逐渐萎缩，甚至关闭。国外有不少这种有检验能力的实验室，借此实验室的功能将发生转变，它可以为众多中、小医院检验科、诊所和体检机构提供具有一定规模的专业服务，如同检验工厂一样，工作人员在全自动模块式的分析仪上进行流水线操作。

3.咨询服务

检验医学已经和其他学科如放射医学、影像医学、超声医学一样成为临床医学中不可缺少的一个分支和学科。临床医生依靠实验室提供的信息进行诊断，实验室也不应再像以前那样仅提供“数字”。检验医师不仅要了解和掌握检验医学各方面的技术和方法，还必须掌握其临床价值，为临床提供咨询服务。扩大与健全信息系统（LLS），由单纯的数据传递转化为对临床有用的信息报告。作为一名合格的检验医师应能自如地面对21世纪新的机遇与挑战，加强实验室的临床咨询服务，使实验室成为其他学科的信息中心，从根本上真正改变检验从属于临床的被动局面。

三、满足患者需求

由“治疗转向预防”的人类卫生与健康的革命性转变，使病人对医务人员的需求发生了根本的改变。病人的需求不再局限于被动的满足，而是要求快速、经济、满意的人性化服务。

1.缩短检测周期

POCT（即刻检验）是短时间反馈（short turn around time,STAT）的一种检测手段，已渗入检验日常工作。然而，STAT应包括分析前、分析中和分析后，缩短分析前的标本传递和分析后的结果发送，也与分析中即刻检测技术同样重要。由于它的每一测试都是独立的，目前对POCT的质控监测还不尽如人意。预计未来若干年后，POCT的发展将达到高峰，但是如何应对这一检验格局的转变，另外，大部分急诊检验项目小于30分钟发出报告，临床常规项目均能当天发报告，然而，一些非常规项目是否能够每日出报告还是按规定时间出报告，甚至按标本量的多少予以完成，这些都是有待解决的问题。

2.人性化服务

与过去相比，各种诊疗费用相应有所提高，患者希望得到与此费用相对应的人性化服务，检验人员接待患者和接收标本的规范操作是质量保证的前提，这也是当前检验科在工作中常出现的薄弱环节，需要关注此类问题并全面提升服务意识和服务理念。并且可以计划实施根据不同类别患者予以不同的特色服务。

3.减轻经济负担

随着医疗费用的急剧上升，加强实验室经济核算管理已成为发达国家的一个很重要的课题，要让最小的投入为患者提供及时、准确、有效的检验报告。据香港同仁的介绍，实验室有权力向临床医生提出删改某一不必要的检验项目，以减轻患者负担。此项做法可引发内地医疗机构的思考。循证检验医学要求不断寻求和更新技术，以使用最新的证据为患者服务。

4.参与实验室认可

实验室认可程序始于1961年，至今，全球超过8000家实验室参与美国病理学会对实验室的认可工作，其中包括北美、欧洲、日本、新加坡、韩国和我国的台湾、香港地区。我国内地在这方面起步相对较迟。可喜的是，2003年9月，中国国家认可委员会（CNAL）正式批准成立中国实验室国家认可委员会技术委员会医学分委员会，它将参与CNAL的规则、准则和政策的制订，负责医学领域认可检测，校准分类方法的修订等，参与国际同行的技术交流，并为国内同行提供一个技术交流的平台，还为认可提供技术支持等，对我国实验室认可事业的发展起了至关重要的作用。

新的《医疗事故处理条例》的颁布，加强了对弱势群体——患者的保护，因此，应根据我国医学实验室的实际情况，建立强制实施的法规性文件《临床检验实验室管理办法》，规范临床实验室的基本质量要求。在此基础上，向更高标准的临床实验室ISO/FDIS15189《医学实验室质量管理》的“实验室认可”方向努力。尽管检验医学的发展取得了很大成绩，但中国检验医学的真正崛起，还需要检验工作者不懈努力。

第二章　检验与临床的关系

检验医师通常只接触到标本，对相关的临床信息知之甚少，只能横向观察各项检测结果，缺乏对某一标本检验结果的综合分析能力。而临床医生对所申请检验项目的标本采集要求、检测原理、操作方法、质量控制、影响因果和临床意义等缺乏系统的认识与了解，往往侧重于比较某一项检验结果值的高低，也无法对某一检验结果进行全面的分析。因此，双方的沟通就显得十分迫切和必要。

第一节　检验与临床现状

一、检验项目申请不合理

临床医生开具检验申请单的医嘱是检验项目开始的第一步，这里最突出的一个问题是很多临床医生不知道如何合理地选择检验项目，这是一个值得深入分析与探讨的课题。此外，检验申请单上临床信息太少是一个普遍的、突出的问题，甚至有些申请单上连基本的临床诊断都没有，更不用说患者重要的症状和体征等信息了。这样，检验医师就无法根据临床需求对重要标本进行特别重视，无法将检验结果与临床疾病联系在一起进行踪合分析。最后，部分临床医生不了解检验医学的进展，习惯于旧检验项目，不能有效地利用检验新技术、新项目。比如，现在的血液分析所报告的直方图、MCV、MCH、MCHC、RDW等对血液病有很好的诊断意义，而有的临床医师仍仅会应用个别项目，或虽然进行了这些项目的检测，却不如道如何将相应的结果应用于临床诊断。

二、标本采集与运送不规范

当检验结果与临床不符合时，部分临床医生不经调研，直接认为肯定是检验科的水平不行，甚至当着患者或患者家属的面指责检验科的结果不可取，增加了医患纠纷的风险。对检验结果与临床不符合的案例进行溯源后发现，60%以上的问题出在分析前（标本来集与运送的环节）。另有研究证据表明，在整个标本检验过程中，从受检人准备到标本采集送检所需的时间占全部运行时间的

57.3%。这一阶段的操作是否正确，无法通过实验室内部的质量控制来监控。而且，分析前的具体工作一般是由医生、护士和护工来完成的。因此，相应人员与检验医师的沟通就显得十分重要。

在临床检验过程中，标本采集与运送差错时有发生。如患者输液补钾的同时，护士即抽血送至检验科做生化检查，导致血钾检测值假性的升高，结果明显异常。又如夏天让患者留取粪便或小便进行细菌培养，若送检时间超过2小时，会造成非致病菌过度生长或致病菌死亡，细菌学检测结果就不可能准确。可见合格的标本是检验结果准确性的前提，标本采集方法不正确、标本送检不及时均会影响检验结果。此外，临床用药等治疗措施也会影响检验结果，如判断血气酸碱分析结果就与患者的输液（特别是碱性液）相关，如果不了解此类情况就会做出错误的诊断。

三、管理制度不健全

目前，一个检验项目的完成包括开出检验申请、标本采集、运送、接收、检测、报告审核和发布等环节，涉及临床医生、检验医师、护理人员、护士等。一份标本检测的各个环节均有相应的规章制度。任何一个环节出现问题，都将导致检测结果的不准确，甚至还会误导临床医生。如标本未及时送达或报告未及时发出，将影响临床医生对患者的及时治疗。若发生标本或报告丢失，后果更加严重，需要患者重新留取标本，往往会错过患者诊断和治疗的最佳时机。

临床科室、检验科和护理部门和物业公司（管理标本送检人员）之间是平级关系，单独由任何一个部门出面来协调检验过程中出现的某个涉及其他部门的具体事宜，往往效果不好，毕竟这几个部门之间是平级关系。而医院领导往往不了解检验目的完成需要诸多部门的通力合作。因而，在很多医院，检验项目涉及的项目申请、标本采集、送检和结果解释等方面存在的问题难以得到有效解决。

四、不重视检验与临床的沟通

检验质量的反馈，需要临床医生的配合与沟通。检验科每天要发出许多项目的报告单，发生误差的概率再小也在所难免，报告发出后，结果是否与临床预期相符，只能通过临床医生的反馈才能知道，如果医生发现某项检测结果与临床相差太远，可以及时通知检验科要求进行复查，检验科复查标本后给予复查证实后的可靠结果。如果检测过程有误差，检验科必须立即纠正。多数情况下检验科复查结果仍与原来的结果一致，这种与临床预期结果相差较大，可能是由于患者的病情又有新的变化。这种临床结果不一致的反馈机制必须要由临床医师及时与检验科配合、沟通，才能保证临床诊断的效果。

医疗投诉，医疗纠纷和差错事故的处理，需要临床医生的配合与沟通。检验结果是临床诊断治疗的重要依据。检验结果不准确或不及时，可能导致诊断和治疗发生错误或延误。在新的医疗事故处理条例实施后，患者的法律意识日益增强。检验结果的解释是由医生完成的，如果解释得当，可使病人满意而归。如乙肝病毒检查，在病人血清中病毒含量很低的情况下，检验结果有可能检查阳性，也有可能检查结果为阴性，这有可能是实验本身存在的假阳性或假阴性误差。这种情况下医生对检测结果的解释就至关重要。反之就会引起患者的不满意，甚至投诉、索赔，进而造成更加严重的后果，而影响检验科的声誉。因此作为一个从事检验医学的工作者，必须和临床医生积极配合、紧密沟通。并且，还要善于倾听患者的意见，与患者主动沟通，这样才能使检验工作顺进行。

第二节 检验与临床的关系

临床医学与检验医学联系紧密，临床医学的发展与检验医学的飞速前进密不可分。以临床医学与生物学三大工程（基因、细胞、蛋白质）的关系为例，DNA合成技术、基因表达调控技术、各种电泳技术、细胞和器官培养技术、DNA及RNA提取技术、层析技术等都是21世纪分子生物学技术在临床应用上的焦点，如随着神经生物学的迅猛发展，及其在生物学、技术科学和社会科学交叉领域中的作用，包括正在崛起认知科学和行为科学，使人们对精神世界进行研究成为可能，这将对人类思维发展有着无比深远的影响。又如基因技术，不仅在遗传病、产前诊断、肿瘤、老年疾病等领域的诊断中有着光辉前景，而且在这些疾病的预防、病程观察及治疗中将发挥显著作用，能够使正常基因得以表达，从而纠正有缺陷的基因错误信息，使细胞、器官功能恢复正常。

一、检验医学与临床医学的矛盾

目前，临床科室对检验科普遍存在着一些误解，认为检验质量的准确性较差，开展的检验项目不能完全满足医疗、教研等需求，并且检验报告结果不及时，急诊检验项目范围数量少等。这说明临床科室对检验科的要求越来越严格，这有利于促进检验的发展。从另一个方面，由于检验科和临床医生面临的服务对象差异显著。临床医生面对的服务对象是患者，而患者对医务工作了解不多，临床医生容易让患者满意并受到患者的表扬；而检验人员面对的是医生和护士，由于他们对检验的质量要求较高，特别是多次检测结果之间波动较大时，虽然部分原因是由于医生根据患者病情主观推测的结果和实际检验报告结果之间存在的差距，但也有少数检验报告结果准确性较差的事实存在。因此，检验质量问题是这一矛盾的主要根源。要加强检验与临床的联系，增进相互理解，就要建立检验科与临床科室的信息反馈系统。目前有些医院还存在检验科与临床科室之间的沟通处于完全脱节状态的现象，即临床科室人员不了解检验科的工作状况，检验科工作人员也不清楚患者的病情、临床资料及用药等影响因素，检验科只是机械地做出检验数据结果并直接回报给临床医生，而临床上只是草率地查看检验结果，没有针对异常情况进行沟通和提出相应的复检要求等。而一旦出现检验结果与临床表现不符时，即将所有过失归结为为检验结果的不准确，这种看法既不真实也不客观，因为影响检验标本的环节较多，如患者饮食或输液后、临床用药后采集标本都会对结果产生影响，以及标本的放置时间、储存条件、血清溶血、乳糜等会造成结果差异显著，因此，有必要让检验科主管检验师以上的工作人员定期或不定期地轮流参与临床查房、交接班、会诊等参与临床医生的常规工作，有效协助临床医生解读检验结果。同样，临床也应该选派年轻医生轮转到检验科，了解标本留取方式对检验结果的影响、检测方法的原理、注意事项及质量控制等相关知识。检验科与临床科室在相互沟通中既能化解矛盾又能协助临床正确合理的应用各项指标。检验科与临床科室之间的沟通存在的问题有：

1.检验科只注重室内质控及室间质评工作，不注重临床对检验结果的评价，不注重临床对检验结果是否满意，只是片面的认为只要质控结果好，检验结果就准确。

2.发现异常结果不能主动与临床联系，查找原因或发现问题，随意发放检验报告。

3.临床标本采集不合格、不规范时很少进行相应的专业指导。

4.检验科开展新技术、新项目时缺乏与临床交流和开展新项目相关的评价，不能真正满足临床开展新项目的需求。

5.出现检验误差，检验科和临床都分别强调对方责任，不能积极有效的解决问题等等。

以上问题的解决，很重要的一点就是要加强检验医学与临床医学的沟通，将检验与临床双向联系作为提高检验质量的一个重要环节来抓。

二、临床医生对检验结果的不全解读和完全的依赖

目前医院临床科室和检验科之间、检验技术人员与临床医护人员之间在相互交流、沟通、学习、指导和咨询方面存在许多限制，这在某种意义上妨碍了临床诊断水平的提高，也不利于新技术的开展和人才的培养。具体表现为：

1.临床方面有关检验质量问题没能得到及时反馈和解决；

2.关于诊断各种疾病的检验项目没能及时开展；

3.检验科开展项目难以在临床推广使用和被临床认可；

4.临床医师对检验方法学、适用范围、结果解读存在诸多问题；

5.检验科对异常结果缺乏分析和建议。

因此，加强检验科与临床的结合、对话与沟通势在必行。

三、检验与临床交流的重要意义

检验医学或临床检验诊断学（国家教育部注册的学科名称），隶属于临床医学范畴，也就是说，它是临床医学的一部分。因此，检验科必须与其他临床学科加强联系并融为一体。2003年国际标准化组织（ISO）颁布的《医学实验室质量和能力的专用要求》（ISO15189）文件中明确指出，医学实验室的服务是对患者医疗保健的基础，因而应满足所有患者及负责患者医疗保健的临床人员之需求。这些服务包括受理申请、患者准备、患者的识别、样品采集、运送、保存、临床样品的处理和检验结果的确认，检验报告以及提出建议。在国家法规许可的前提下，期望医学实验室的服务除进行诊断和患者管理之外，还包括会诊病例中患者的检验咨询和疾病预防中的作用。可以看出，检验科的全部工作内涵是与临床工作密切相关的，有些甚至是通过临床医师和护士来完成的。

临床科和检验科以不同的工作方式履行着为患者服务的共同职责。检验科通过检测患者各种各样的标本提供生理生化指标结果为临床诊断和治疗服务，临床科根据患者症状，体征结合检验报告为患者明确诊断并进行治疗。各种各样的

标本需要患者、护士、医生和检验人员互相协作采集，采集是否规范直接影响标本质量，标本质量又直接影响检验结果的准确性，其准确性与诊断、治疗的正确性密切相关。因此，检验技师与临床医生互相沟通，形成共同认识，遵守共同的技术操作规范，才能真正实现从患者标本采集、送检、检测、报告结果提供至临床应用全过程的质量保证。近年来检验医学发展迅速，检验科的分析理论、操作理论、报告分析已经涉及物理、化学、生物学、遗传学、免疫学、计算机、分子生物学等多学科的高尖端理论，许多世界顶级的分析仪器进入检验科，使检验科的分析速度、检测精确度和准确度得到了很大的提高。检验医学的最终成就要显示在临床诊断上，表现在为患者和临床医师、护理人员的服务上。可是在实际工作中，临床医生与实验室间常常处于一种奇怪的相互隔绝的对立状态，临床医生总是希望实验室能提供最有效、最敏感、最特异的指标；而实验室也总是期望临床医生能及时跟上实验室推出新实验的步伐并理解实验技术中一些高度专业化的问题。最终的结果总是相互推卸责任和无谓的指责，出现这种不幸情况的根源是缺乏相互的合作与交流。要确保更高的检验质量，提高临床的诊疗水平，检验与临床的沟通就显得格外重要。

第三节　检验与临床的沟通

一、检验医学与临床医学交流的必要性

随着检验医学的发展，检验诊断的新技术、新知识不断涌现，为临床医学的发展提供了有效的支持和帮助。检验医学与临床医学有力的结合是促进整体医学诊疗水平提高的重要因素。

（一）开展新项目前的沟通与论证

检验科每开展一项诊断项目应首先并主动征求临床医师的意见，熟悉和了解临床需求程度和对疾病诊断的实用价值及患者对检验费用的承受能力，掌握临床对开展新项目的具体要求和期望，根据临床信息决定开展新的项目的范围和实施的措施，并与临床医师和护士共同制订分析前质量控制的程序和要求，以保证检验项目的顺利开展。

（二）临床选择检验项目时的相互沟通

在对临床各种疾病的诊治过程中，就诊者需要做哪些检验、何时做检验是由临床医师根据就诊者的主诉、症状或病情变化来做出决定的，但有时检验医师提供的咨询服务对医师选择合理、实用、经济的检验项目是很有用处的。一般在选择检验项目时要兼顾有效性、时效性和经济性三个方面。

有效性是指检验诊断价值，主要考虑该项检验对某病诊断的敏感度和特异度。通常每项检验的敏感度和特异度都有一定的限度，在不同的条件下侧重点应有所不同。比如在对人群进行筛查时，应考虑敏感度较高的检验项目，以防止漏诊。对于疾病的确诊，应选用特异性较高的检验或阳性似然比及验后概念较高的检验项目。如果是观察疗效或临床治疗监测，应选用直接有影响且比较灵敏的检验。

时效性是通过检验可尽快地做出诊断，往往单用某一项检验很难了解病理改变的全貌，做出正确的诊断，因此，往往采取“组合检验项目”的方式。但组合一定要遵循一定的原则，要考虑组合项目的合理性、有效性、实用性和经济性。一般“检验组合”有4种情况：

1.为提高敏感度而形成的组合；

2.为了解某一器官不同功能情况或从不同角度了解某一疾病病情有关信息而形成的组合；

3.为正确和及时诊断而形成的检验组合；

4.初诊时为了解更多的信息，有助于鉴别诊断的检验组合。

所谓经济性是指在保证及早确诊及向临床医师提供有效信息的前提下，应考虑选用费用较少的检验项目，以减轻患者的经济负担。

（三）检验报告解读的临床沟通

每项检验有其不同的敏感度，而且受生物变异因素影响的程度也不尽相同，同一检验结果参数在同一种疾病的不同过程中也不相同，比如肌红蛋白、肌钙蛋白、CK都是心肌损伤标志物，但在发病不同时间，结果差异很大。3P试验在DIC早期表现阳性，但到晚期尽管FDP可以超出参考范围好几倍，3P却表现为阴性反应；又如每项检验的方法学不同，所表现结果的不确定度也不同，动态分析指标有无明显改变要注意结合检验的不确定度造成的差异。另外，各项检验项目参考范围的建立，检验指标位于“正常”和“病态”之间的“灰区”范围以及某些检验项目危急报告值范围，都需要临床医师与检验医师相互沟通。

二、检验科如何与临床相结合

（一）分析前质量管理

分析前质量管理是检验科与临床共同完成的工作。如果将检验科比作一个工厂，那么它的产品就是及时、准确的检验诊断报告。而这个工厂的原料就是高质量的标本，这些“原料”由临床各科室提供。分析前质量管理的主要内容就是对标本的质量管理。所谓分析前程序就是从医师开出医嘱申请检验到标本在检验科实施检验的分析之前质量管理的过程，包括受理申请、患者准备、患者识别、样品的采集、运送及分析前标本的保存和处理。可以看出，分析前程序的工作绝大多数是由临床医师和护士完成的，而这正是保证检验质量的关键环节。为此，必须做好以下几方面的工作。

1.检验科管理层必须与临床医务人员沟通并实施规范

编写正确采集和处理原始样品的专用指导书，制订并共同遵守合格标本的采集标准，确定标本验收的程序和拒收标本的原则以及医师在填写检验申请单时必须提供的信息，这些内容在ISOl5189《医学实验室质量和能力的专用要求》的内容里都有详细的规范化要求。

2.在临床医护人员中普及检验知识

检验科应对医护人员进行标本采集知识的培训，让医护人员熟悉影响检验结果潜在因素的知识。比如哪些生活习惯可影响检验结果，服用哪些药物可干扰检测结果的真实性，这些必须由医护人员在采集标本时严格把关，以确保检验结果的准确性。

3.提高临床医护人员对检验标本的采集技术

要使医护人员了解收集标本器具的质量、抗凝剂的种类和浓度，对采血时止血带的压力、止血的时间、患者的体位对检验结果的影响以及标本采集到检测的时间、标本保存、运输条件等特殊的要求都要有深刻的理解和掌握。

（二）检验科与临床科室的关系

1.检验人员与临床医师的沟通

目前，检验科和临床医师的联系还很不够，作为重要的医技科室之一的检验科，应主动结合临床，听取临床医生对检验工作的意见与要求，积极地掌握临床医生和患者的反映与建议，主动深入临床第一线，参与临床诊断和治疗活动，这是检验全过程分析前的重要部分。同时，安排检验医师参与查房、会诊、病例讨论等诊疗活动。让检验人员了解检验结果对临床诊断的重要性，增强检验人员对检验质量的重视，检验医师直接参与诊疗活动是检验科与临床联系的关键，特别是在紧急、危重、疑难病例的诊疗方案的确立上。

2.检验人员与护理组的沟通

在当今循证医学的时代，护理人员对检验标本的规范采集、送检是实验室分析前的重要部分。从临床医生开出医嘱开始，到分析检验程序终止的步骤，包括填写检验申请单、患者的准备和原始样品的采集，运送到实验室，并在实验室进行传输。从中不难看出，这个过程的大部分工作都是临床医生、护士、护工在实验室以外完成的，实验室工作人员很难控制其质量，而标本的质量是准确检验结果的基础。因此，分析前的标本采集是关键环节，检验科加强与护理组的沟通十分必要。在实际工作中，护理人员在采集检验标本时不规范，造成检验结果与临床诊断不符，对病人治疗和康复有一定的影响。要规范采集标本，检验科应同护理组共同制定并实施正确采集和处理原始样品的专用指导材料，并使负责采集原始样品的人员方便获得这些资料，原始样本采集前，应向患者提供有关自我准备的信息，并且定期举行一些小讲座，派发一些检验操作指导资料。让护士多了解检验科的运作，尤其是新开展的项目，更要重视标本的采集规范化。如标本采集时有时用小号头皮针采集常常导致标本溶血；个别护士为了省事，直接从静脉输液管中抽血或在患者输液近端同侧静脉取血，直接影响检验结果的准确性，与临床不符合。在实验室中发现某些项目异常（如糖、血钾等）的升高应及时与护士取得联系，排除实验前因素的干扰，以避免进一步医疗事故的发生。同时，检验科要常到临床科室与护士交流意见，积极配合护士做好宣教工作，因为检验数据和患者的生活习惯、体位变化、月经周期、药物因素等密切相关。发现实验结果与患者诊断不符合时，应及时共同查找原因，保证检验结果的准确性，避免发生医疗差错，提高医疗服务质量。

不断学习、不断丰富理论知识、掌握更新的临床知识显得越来越重要，检验与临床理论知识的联系越来越密切。因此，和临床医师定期交流，交换意见，对只接触实验室标本的检验人员尤为重要。因为除了合格的标本、规范化操作、先进的仪器外，临床用药等治疗措施也会影响检验结果。在遇到不可能出现的结果或与临床诊断严重不符的时候，应积极与临床沟通，共同讨论病情，排除人为因素的影响。

3.检验科主动与临床沟通

检验医学实验人员加强临床知识的学习、接触患者、与临床工作者开展经常性的对话极为必要。和临床医师定期交流，交换意见，可将医生的建议和专业问题深入阐述，对只接触实验室标本的检验人员尤为重要。因为除了合格的标本、准确的操作外，临床用药等治疗措施也会影响检验结果。如输血后可以影响血液分析和骨髓检查结果。检验科工作人员也要倾听患者的意见，同患者沟通了解病情并适当解释异常结果的影响因素等。如尿液放置时间过久对检验结果的影响；粪便标本留取时选取含黏液、脓液、血液的病理部分更有诊断价值；女性患者留取尿液时应该避免阴道分泌物的污染，这些都会严重影响检验结果的准确性，因此，标本留取前针对患者有效的培训和沟通至关重要。

实验室人员必须要求自己不断学习新知识，开展新的实验方法，才能在与医师对话的过程中提出新观点。循证医学强调实验方法的渊源性，若存在问题，在实际中发现后正确解决。例如出血时间的毛细管刺血法，在多年的应用过程中发现既不反映血管损伤，也不证明血小板减少，就要另外选择其他敏感的方法取代。此外，不断实践也是非常重要的。实验室选派本科以上学历的工作人员每月安排1～2次去临床沟通，学习临床知识，听取临床对检验结果可靠性的评价，解释医生提出的疑问，将临床对实验室的建议及时反馈给各实验室工作者，使之及时改进工作。对临床医师提出与患者临床表现明显不符的情况（主要为血钾测定，还有胆红素、内生肌酐测定等），在意见中有近三分之一存在误解，一些错误（如标本采集不当、护士直接从输液处抽血等）能够得到及时纠正。检验人员对医师提出的意见做到当天调查、核实，并责任到人，以最快的速度改进；对暂时做不到的建议当面解释，取得谅解和支持。并且检验与临床之间还要建立联系报告单制度，对于临床结果不符的病例请临床医师写出具体意见，由专业人员核查落实。此外，还可查阅可靠参考书对不常用的医学检验参考值和异常结果向临床解释。这些方法对改善检验与临床的关系、提高工作人员责任心、提高检验质量都是很有益的。积极与临床科室联系，针对临床要求开展相应的新项目、新技术，坚持每月与临床科室联系，了解临床科室目前对检验方面的需求，根据临床科室需要开展相应的新技术、新项目。临床科室的需求是检验专业的原始动力，能有力地促进临床科室与检验科之间相互协作，更好地、更高质量地服务患者。

在开展一个新的临床检验项目前，检验科应该将其临床应用价值、应用的局限性、如何正确采集检验标本等，预先告知相关的临床医生和护士。因为是否采用某一检验项目，要由医生根据患者的情况做出决定，而如果医生不了解详情，就很可能做出错误选择。实验室工作者还要倾听病人的意见，注重与病人的沟通，指导病人对标本的采集。实验室工作者必须要求自己不断学习新知识，开展新的实验方法，才能在与临床的对话过程中提出新观点。不学习就掌握不了新知识、新理论、新方法，就不可能与临床进行有效的交流与合作.

4.临床应积极与检验科沟通

临床医师应深入检验科，熟悉检验诊断知识。由于检验医学的新项目、新技术、新方法层出不穷，如果临床医师（特别是对检验结果依赖性较强的学科）不深入实验室，就很难灵活掌握、正确运用新的检验技术和项目，就不可能了解异常结果的影响因素。检验中的干扰因素有标本问题、试剂因素和仪器偏差等诸多因素。我们所得到的检验报告是受这些因素影响的综合产物，临床医师不但要掌握系统的临床知识，还要了解检验科的工作程序、质量控制及检验医学的基本理论。综合这些要素，全面、客观、动态、辩证地解读报告，从中去伪存真，准确分析数据、正确使用报告，克服目前少数医师只看报告数据，不加分析地就盲目肯定或否定检验结果的倾向。

医师到实验室主动与检验人员对话是加强沟通的积极措施。有的医院试行新分配的临床医师（特别是内、儿科）到实验室轮转一段时间，了解实验检查项目，这是有助于加强医检联系的好办法。医师在开展科研课题时要主动与实验人员联系，制定方案，共同努力完成；也可以邀请检验医师为临床开展讲座，对新开展的实验项目的标本要求、参考区间、影响因素、临床意义等进行讲述；最好由临床出面邀请实验相关人员到病房参加病例讨论及查房。讨论对话不仅活跃学术气氛，也可以加深相互了解与支持，共同努力做好工作。

5.加强二者的全面沟通，提高检验质量

医学的发展，要求实验室的工作人员不断地与临床医护人员进行学术交流和信息沟通，把有限的实验数据变为高效的诊断信息，更多地、更直接地参与临床诊断和治疗之中。尤其近年来，先进的实验技术与仪器在国内逐渐普及，不仅提高了实验结果的准确性和精确性，还为临床提供了许多新的指标。如何将这些检验方法和原理、临床意义介绍给医护人员，使之能合理地选择检验项目，正确地分析检验结果，并用于临床诊断和治疗；如何进行恰当的标本收集与运送；如何从临床那里获得患者资料、病情变化、治疗方案，保证分析后的质量评估，并对临床的诊断工作提出合理化建议，这些都应是现代检验医学的重要内容，也是我们不能忽视的重要工作。要完善医学检验工作，必须加强检验技师与临床医师的沟通与合作。

总之，检验技师与临床医师在沟通中互相配合、支持、学习和理解，形成一个体系，在这个体系中按照标准规程、标准要求、标准程序进行工作，受益最大的无疑是患者，患者受益是我们医务工作者提供医疗服务的最终目的。检验科与临床科的沟通越多越好，越成熟越好，这将是对患者检验结果的最大保证。有的检验结果可明确诊断，如白血病依靠骨髓形态学检查，对白血病诊断有重要意义；有的可辅助诊断，如肝病、肾病的肝、肾功能检查，只能提供检查参数的变化，供临床结合症状、体征进行判断。特别是急重患者，检验结果在同一天不同时间都有很大的变化，这时就需要检验技师与临床科很好地沟通，减少多次复查造成的不必要的经济损失。对不合格的标本应耐心、细致地向临床医生及护士做好解释工作，更好提供准确数据。标本影响要素的非可控性、质量缺陷的隐蔽性、责任的难确定性是分析前质量保证中常遇到的问题，即使采取了前面所说的所有措施仍可能出现检测误差，为此检验科应该注意如下问题：发现检验结果异常或误差时，解释和查对要耐心细致；尽管验收核对严格，但质量缺陷隐蔽到分析后或经复查对比原来标本时才发现，如标本张冠李戴一时难以发现（有既往史可一目了然），要经过血型鉴定或询问患者才能得到证实，因此，检验科用专业知识和事实与临床对话非常重要；标本由是临床科采集的，送检是由临时工或是卫生员完成的，验收是由检验工作人员完成的，任一环节疏忽都会影响检验结果，追查原因和责任时往往存在困难，且易影响团结，引发纠纷，而结果被影响通常由检验科发现或医生发现，因此，要求检验人员和临床医生、护士不互相埋怨，而应积极主动地做好补救工作。

6.加强检验科与临床交流，促进检验科与临床结合

加强临床与检验科的协作，促进循证检验医学的发展。目前，在检验技术不断发展的同时，也产生了新的问题：

（1）有研究表明，通过对检验科的系统评价发现，有很大比例的实验室检查是不适当的，甚至是不必要的。在34%～40%的实验检查中有15%～95%项使用不当。

（2）新的检验项目只有在充分评价其准确性、可靠性时，才有助于医疗决策。但是，由于片面追求临床和经济效益，有些检验项目在用于临床时缺乏严格的临床评价。

（3）在很多临床疾病的研究系统中，也常常缺乏对检验项目应用的评估资料。

因此，检验科技术人员与临床医师应遵守循证医学和循证检验医学的原则，对检验项目和检验结果寻求最佳的证据，结合患者的表现，科学地加以运用。

进入二十一世纪以来，检验医学飞速发展，检验诊断技术日新月异。全自动化、智能化、集成化、网络化仪器相继问世并应用于临床检验诊断；这些新技术、新方法、新思维、新理念必须通过临床应用，才能使检验医学不断发展，人员素质和学术水平得以提高。因此，加强临床实验室与临床的交流，促进检验科与临床科的结合，是提高临床诊治水平的重要环节，也是促进学科共同发展的双赢之举。

第三章　医学实验室

第一节　医学实验室的概念

医学实验室是随着现代医学的产生和发展而建立和发展起来的，早年的医学实验室只有一些简单的仪器，如：离心机、恒温箱、目测比色计、显微镜等，技术人员仅能在医师的指导下做一些简单的手工实验，如：红细胞、白细胞计数，白细胞分类，尿糖、尿蛋白定性检查，尿沉渣显微镜检查，粪便肉眼和显微镜检查等。随着机械电子技术、计算机技术和医学生物技术等现代科技的发展，医学实验室在近50年来，特别是近20年来发生了巨大的变化，取得了长足的进步：手工操作逐渐为自动化仪器检测所代替，标本范围从血、粪、尿扩展到来自人体的各种材料（标本），检测目的从单纯的疾病诊断扩大到健康检查、疾病预防、亚健康评估、疾病分型、预后判断等。在这些发展的基础上，检验医学（Laboratory medicine）作为一门学科逐渐发展起来并为人们所认可，医学实验室的概念也才逐渐清晰。

一、医学实验室的定义

临床实验室（clinical laboratory）又称医学实验室（medical laboratory），我国医院一般习惯称为检验科（department of clinical laboratory），法国的此类实验室被称为生物医学分析实验室。在欧美等许多国家，医院的临床实验室主要指病理科（pathology department），其中包括临床病理室和组织病理室两部分，其中临床病理室相当于现今我国医院的检验科（化验室、检验中心等），组织病理室相当于病理科。在日本，临床检验与其他物理、化学检查部门如临床病理、心电图检查室、超声检查室等一起作为一个整体的检查部门为临床提供服务。也有一些国家（或地区）临床实验室的体制和我国相似，临床病理室和组织病理室是分开的。如在香港中文大学有独立的化学病理科（chemical pathology），在丹麦没有综合病理科，各专业实验室单独设置。

1988年美国国会通过的临床实验室改进修正案（Clinical Laboratory

Improvement Amendment 1988,CLIA’88），该文件为了明确CLIA88的适用范围，给医学实验室作了如下定义：“医学实验室是指以诊断、预防，或者治疗人类任何疾病和损伤，或者评价人类健康为目的，而对人体的标本进行生物学、微生物学、血清学、化学、血液免疫学、生物物理学、细胞学、病理学检查或其他检查的机构。这些检查也包括确定、测量，或者用其他方法来叙述在机体是否存在不同物质或者有机体。仅仅收集或者准备标本（或者两者兼有），或者提供邮局服务，但不进行检验的机构不能认为是医学实验室”。

2003年国际标准化组织（The International Organization for Standardization,ISO）提出了针对医学实验室的能力与质量的要求，发布了ISO15189（Medical laboratories- Particular requirements for quality and competence. 医学实验室——质量和能力的专用要求）。该文件对医学实验室定义如下：“以诊断、预防、治疗人体疾病或评估人体健康提供信息为目的，对来自人体的材料进行生物学、微生物学、免疫学、化学、血液免疫学、血液学、生物物理学、细胞学、病理学等检验的实验室。实验室可以提供其检查范围内的咨询性服务，包括结果解释和为进一步适当检查提供建议”。ISO15189还指出：“上述检验还包括用于确定、测量或描述各种物质或微生物存在与否的操作。仅仅采集或准备样品的机构，或作为邮寄分发中心的机构，尽管可以作为大型实验室网络体系的一个部分，却不能称为医学或医学实验室”。ISO15189给出的定义基本与CLIA’88一致，不同的是ISO15189对医学实验室的功能有所拓展，把检验结果的解释，对进一步检查项目的建议，以及检查项目的咨询服务都归为临床实验室的业务范围。它提示医学实验室已经从收标本、做检验、发报告的单纯技术工作中走出来了，医学实验室应该积极地参与临床的分析与诊断，因而检验医师已经并将继续应运而生。

我国国家卫生和计划生育委员会发布的《医疗机构临床实验室管理办法》将临床实验室定义为：对取自人体的各种标本进行生物学、微生物学、免疫学、化学、血液免疫学、血液学、生物物理学、细胞学等检验，并为临床提供医学检验服务的实验室。

二、医学实验室的类型

医学实验室有各种类型。按是否具有法人资格来分，有独立实验室和非独立实验室。独立实验室通常具有法人资格；非独立实验室一般均设在医院里，是医院的一个科室。独立实验室在西方国家发展较早，一些大型独立实验室开展的项目多达千种以上，如美国犹他州的ARUP实验室，职工有1600多人，其消耗品仓库里一层层的货架有如大型仓储式超市。独立实验室在人力、物力和信息资源等的充分利用方面具有特殊优势，故而发展迅速。目前我国一些城市已建立了一些独立实验室，虽然较西方国家起步为晚，但已显示出顽强的生命力和竞争力，如广州金域、杭州艾迪康、迪安诊断、达安基因等。独立实验室可能代表着医学实验室的一个发展方向。

按是否以营利为目的，医学实验室还可分为营利性实验室和非营利性实验室。非营利性实验室一般由政府兴办，而营利性实验室多为社会投资者兴办。独立实验室多为营利性。

医学实验室可根据规模的大小来设置各专业实验室，一般来讲，可分如下一些专业实验室：临床化学实验室、血液学实验室、微生物学实验室、免疫学实验室、分子生物学实验室、细胞学实验室等。由于自动化的标本识别、分配、输送和检测仪器的发展，一些不同专业、不同性质的检测项目可能安排在一条流水线上进行，专业的概念在实验室的分区上被打破了，我们可将不同（专业）检测功能的设备模块组合在一起而组建一个自动化医学实验室。

医学实验室在医院属于诊断科室的范畴。诊断科室中有进行影像诊断的放射科、核医学科（核素显像）、超声波检查室（超声波显像）；有进行电生理检查的心电图检查室、脑电图（位）检查室等；有进行生理功能检查的肺功能检查室、电测听室等；再就是进行病理学检测和诊断的医学实验室。在西方的许多国家里，医院的医学实验室主要指的是病理科（pathology department），其中包括临床病理（clinical pathology）和组织病理（tissue pathology）两部分，临床病理相当于现今我国医院里的检验科（或化验室、检验中心等），组织病理相当于我国医院里的病理科。也有一些国家（或地区）医学实验室的体制和我国大陆相似，临床病理和组织病理是分开的，名称也不尽相同。如香港中文大学有独立的化学病理科（chemical pathology）；丹麦没有大型的综合病理科，各专业实验室分别设置；日本则分为解剖病理科和临床病理科，但在临床病理科包括心电图、超声等功能检查。以下是国内外医学实验室的不同组织结构模式。

1.多数欧美国家结构

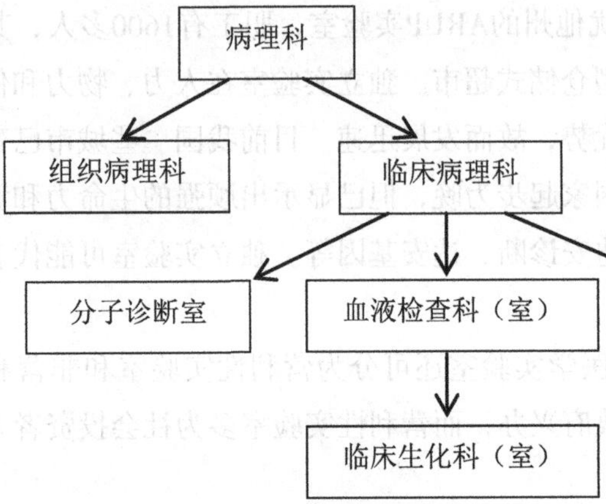

3-1：欧美国家医学实验室组织结构模式

在这种组织中，血液学检查包括常规血细胞计数检查、出血性和血栓性疾病检查、骨髓细胞学检查、血液免疫学检查、细胞遗传学检查。临床生化科包括血液和尿液及其他体液生化检查，甚至尿沉渣显微镜检查。而微生物科（室）则包括各种微生物及寄生虫检查，包括粪便潜血和寄生虫检查。

2.在我国绝大多数病理科与检验科（即临床病理科）是分开建制的，但检验科建制也有不同

（1）绝大多数医院检验科结构

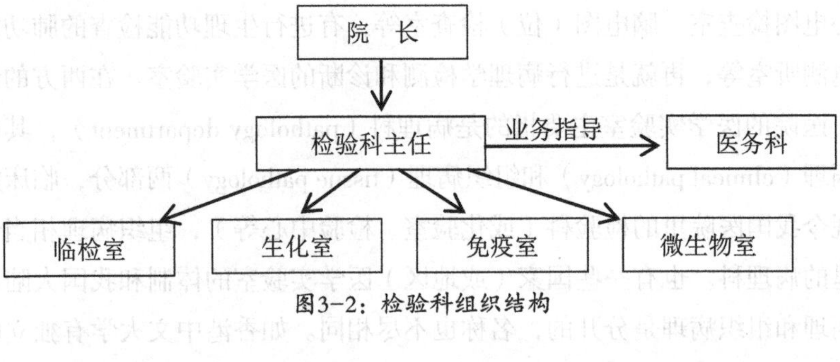

图3-2：检验科组织结构

（2）少数医院将检验科分成亚科（图3-3）

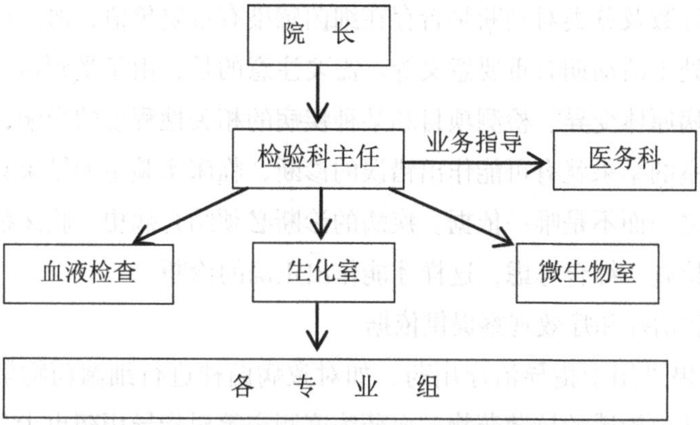

图3-3：检验科分成亚科

（3）个别医院将医学检验各专业变成了独立的科室（301医院模式）

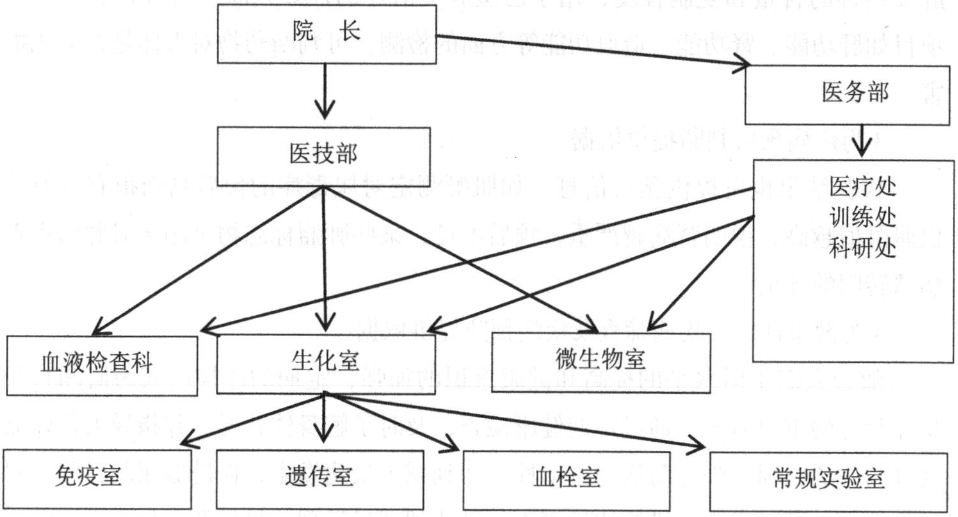

图3-4：医学检验各专业成为独立科室

三、临床实验室作用和功能

1.为疾病诊断和鉴别诊断提供依据

临床实验室主要为疾病诊断和鉴别诊断提供客观依据，主要表现在以下几个方面：（1）临床诊断的标准：如感染性疾病的病原学检测，白血病的血液细胞学检测及某些肿瘤的脱落细胞学检测，免疫学方面的确认试验等。（2）临床诊断的重要指标：如糖化血红蛋白测定对糖尿病的诊断，胆固醇、甘油三酯测定对于高脂血症的诊断等。（3）临床诊断的鉴别指标：如发热患者进行病原体检查和白细胞计数及分类对判断是否存在细菌感染有重要价值，血沉试验对判断某些疾病是否处于活动期有重要意义等。需要注意的是，由于受到检测方法敏感性和特异性、病原体变异、检测项目和某种疾病的相关性程度的影响，如果仅仅依靠临床实验室的结果就有可能作出错误的诊断，临床实验室的结果只能作为疾病诊断的指标之一而不是唯一依据。疾病的诊断必须结合病史、临床症状和体征以及其他辅助检查，综合考虑，这样才能作出正确的诊断。

2.为疾病治疗和疗效观察提供依据

检验结果可用于指导治疗用药，如对致病菌株进行细菌药物敏感试验，帮助临床医师选取敏感的抗菌药物；血药浓度测定等对指导用药也十分重要。检验结果可用于监测治疗效果，如乙型肝炎病毒DNA定量测定可有效反映机体内乙型肝炎病毒的含量和复制程度，用于乙型肝炎治疗的疗效判断。另外，有些检验项目如肝功能、肾功能、造血功能等方面的检测，可判断药物对人体是否造成损害。

3.为疾病预后判断提供依据

检验结果也可提供预后信息，如肌酐测定对尿毒症的预后判断很有价值，血肌酐值越高，说明肾病越严重，预后不良；某些肿瘤标志物可用于对肿瘤患者病情转归的评估。

4.为健康评估、疾病筛查及疾病预防提供依据

随着人们生活水平的提高和健康意识的加强，定期的体检已成为监测自身身体状况的重要方式。通过定期健康检查，及时了解身体状况，并指导人们建立良好的生活习惯，强化防病的主动性，达到减少疾病发生，促进健康的目的。对某些特定人群易患疾病进行体检筛查，可达到“早发现、早诊断、早治疗”的目的。为流行病学调查与环境监测提供依据如通过中心血站报名参加献血人员的乙肝表面抗原定性检查资料，可以了解该地区人群感染乙型肝炎病毒的情况。

5.为医学研究提供可靠数据和支持

临床实验室健康体检和各种患者的检查结果可作为相关医学研究的资料。临床实验室的技术、设备也为科研项目的开展提供平台。

总之，检验结果为临床医师提供了有关疾病诊断、治疗、预后等方面的重

要信息，而且检验医学结果已从过去简单的诊断提示作用发展到目前多方位的用途。检验结果在不同个体、不同状态、不同时间针对不同目的的分析解释日益被大家重视，检验医学正在向前瞻性、预见性和主动性方向发展，在医疗卫生事业中，发挥着越来越重要的作用。

第二节 医学实验室的组建

医学实验室的组建是一个复杂的系统工程。要组建一个先进的能够符合现代医疗需要的医学实验室，组建者（或组建者群体）必须具有现代检验医学知识、现代企业管理知识、经济管理知识、信息管理知识、人力资源管理知识和人文知识底蕴。医学实验室的组建首先要制定组建计划，要根据服务范围和对象确定预期的近期目标和远景目标，此外，还要确立实验室的氛围、精神和文化目标。实验室的精神和文化是其灵魂，因此，有必要在实验室筹建的初期就要给予足够的重视。从技术层面来讲，医学实验室的组建工作包括两个方面：在实体方面主要有筹集资金、招募人员、建造房屋、分配分隔室内守间、购置仪器设备和试剂等；在软体方面主要有建立各项规章制度、确定各项工作程序、优化检验操作流程、做好人员培训和技术准备、规划实验室信息系统等。

一、医学实验室的人员组成

从技术人员方面讲，医学实验室的主体是实验技术人员，包括主任技师、主管技师、技师、技士等。另外，还要有一定量的检验医师和护士（或护师），检验医师的主要职责是参与确定项目的开展和项目的组合、联系临床、参与会诊、对结果进行解释等；护士的主要工作有静脉采血、标本收集和报告的查询等。护士的工作也可由实验技术人员来完成。在国外，实验室管理者十分关注人力资源的充分利用，能用低层次人员的岗位，一般不会用高层次人员。

除了上述操作技术人员外，医学实验室还要有一些管理技术人员，包括实验室主任（1aboratery director）、技术主管（supervisior）和经理（manager）。实验室主任是实验室的领导者和管理者。实验室主任，特别是较大型医院的实验室主任应由受过高等教育（最好是临床医学背景）、具有丰富临床和（或）实验室经验的检验医师担任。一个理想的实验室主任除了要具有较高的专业技术水平并有能力跟踪国内、外检验医学的发展外，还要具有较强的法律意识，能够遵纪守法、以身作则和廉洁自律；具有事业心，能够以科室的发展为己任；具有一定的现代管理（包括经济管理、信息管理）知识和管理技巧，乐于管理、敢于管理、善于管理；具有一定的人文知识和人格魅力，能够将全科的人力资源凝聚起来并使其获得最大限度的发挥。实验室主任的个人行为和管理行为对实验室的建设和发展常常起着决定性作用，因此，实验室主任的任用是一个举足轻重的问题；同样，在任实验室主任的考察、教育、培养以及竞争上岗也是一个十分重要的问题。技术主管是实验室主任在各个部门的助手，他们的工作职责是：监督和保证本部门职工能按质量标准在规定时间内完成检验任务，改进实验室的规定和程序并报经主任批准执行，保证本部门工作遵守政府的法规和专业的标准。安排并评价职工的工作等。为了让实验室主任能够有更多的时间抓好业务技术工作，在一些西方同家还安排了经理职务，经理的任务是帮助主任做好科室技术丁作以外的日常事务，如科室预算、核算、日常采购、报表、统计等。

二、实验室的用房与功能分区

医学实验室的用房面积应能满足功能分区的需要，平面与空间设计要舒适合理，要符合标本采集、处理和检验流程需要，要利于进行实验室安全管理。实验室的功能分区通常有三部分：门诊化验室、急诊化验室和检测中心。如果门诊和急诊紧靠在一起，可在急诊与门诊的接合部安排门急诊实验室，同时服务于门、急诊，这种安排比较节省人力、物力和财力。应该指出，这种门、急诊合一的安排必须保证急诊优先，以不影响急诊在尽量短的时间内发报告为前提。检测中心是医学实验室的主要功能区，除了要设立各种实验室（包括无菌室、生物安全实验室）外，还要有试剂库、试剂配制室、（高压）消毒室、实验用水处理中心、污物处理室、洗涤室、办公室、LIS中心、资料室、会议室、储藏室、更衣室等。一些医学实验室还有恒温室（代替小的恒温箱）、冷藏室（代替小冰箱）。实验室内原则上不应设办公桌，确有必要时，办公区要与操作区以半截板墙隔开。实验室的分区设计应有利于控制无关人员进入，有利于保护样品及资源的安全，防止无关人员接触。

三、实验室的环境要求

实验室的环境应适合其所从事的工作。采集或检验原始样品的环境不应影响检验结果，或对任何测量步骤的质量产生不利的影响。实验室环境应采光、通风良好，有良好的供能、供水，利于废弃物处置。实验室应制定相应程序，用于检查其环境对样品采集、设备运行无不利影响。当环境因素可能影响检验结果的质量时，实验室应监测、控制并记录环境条件。应特别注意微生物、灰尘、电磁、辐射、湿度、电压、温度、声音及振动等环境因素的影响，适当的时候应该考虑相关的技术活动以排除环境的干扰。

四、医学实验室的仪器设备和试剂

仪器设备是医学实验室的重要组成部分，它涉及与样品采集、制备、处理、检验和存放有关的一系列装备，包括相对永久性的仪器和非永久性的用品（如注射器、采样管、试管等）。仪器设备选购前要经过充分的调研和论证，要符合检验质量的要求，要与检验技术的发展相一致。当然，在满足上述条件的情况下，还要考虑性能价格比，性价比高者可优先选择。试剂的选取和非永久性用品的选择原则相似，要符合检验质量要求，反映检验技术发展水平，要在进行质量、价格评估的基础上选购。另外，仪器、设备和试剂的选购还应考虑环保方面的要求。

第三节 医学实验室的工作范围

医学实验室特别是较大规模的医学实验室的工作范围应该包括医疗、教学和科研三个方面。尽管在医学实验室的定义中，医学实验室的目的和任务似乎并不包含教学和科研，但医学实验室为了医疗的需要，总得不断开展新技术、新项目，而新技术、新项目的开展必须依赖于科研；另外，一个较大规模的医学实验室，一定是一个高新技术的集中地，社会科技人才的培养必然向医学实验室提出教学要求，而医学实验室也应该充分发挥自身的资源和价值优势，通过教学为社会培养人才；同时，教学相长，在教学的过程中医学实验室自身的水平也才会获得更大的提高。世界上许多大型医学实验室都是教学和科研的优秀基地。如前面提到的ARUP医学实验室，就担负着美国病理学院（College for American Pathologists,CAP）的各种检验技师（单科或全科）的培训和考证（职业证书）任务。

一、医疗

医学实验室的医疗任务按不同的功能和对象的不同而具有不同的内容和性质。

从检测项目的目的不同考虑，医疗任务包括：①用于临床诊断的检验，如诊断急性心肌梗死，检测肌红蛋白、肌钙蛋白（I或T）和肌酸磷酸激酶同工酶（CKMB）；再如诊断原发性肝癌，检测甲胎蛋白（AFP）。②用于指导治疗的检验，包括两个方面，一是选取有效的药物，如对致病菌株进行细菌药物敏感试验，帮助临床医师选取敏感的抗菌药物；另一个方面是考核疗效，如用定量PCR的方法检测HBVDNA，观察患者体内HBV载量的变化，了解拉米夫定等抗病毒药物的治疗效果。③用于风险预测以预防疾病，如高敏CRP的检测可动态观测心血管意外发生的风险性并指导意外事件的预防。④用于疾病预后的判断，如白血病治愈（或缓解）后，定期监测微小残留病变，可了解疾病预后和监测是否会复发。

从检测项目所具有的不同功能看，检测项目可分为：①过筛试验，例如梅毒的血清学初筛试验，可选用RPR（rapid plasma reagin circle card test）、VDRL（venerealdisease research lab）、USR（unheated serum reagin）或ART（automated reagin test），检测的是抗类脂质抗体，虽然特异性差，但是价廉。②确诊试验，仍以梅毒为例，当初筛试验阳性时．要进一步做血清学确诊试验：以Reiter株吸收交叉反应抗体，以Niehols株抗原作检测试剂，可选用的试验有MHA-TP（microhemoaglutination assay for antibody to T.pallidum）、FTA-ABS（fluorescen treponemal antibody absorption）或TPI（T.pallidum immobillization）。③排除试验，若一试验对某疾病的阳性预期值不高（或较高），但阴性预期值却较高，则可用该试验作排除试验。当试验阴性时可排除该疾病，如纤维蛋白D-二聚体的检查，阴性时可排除深静脉血栓和继发性纤溶，

另外，在医疗服务方面，亦可因对象的不同而异。除服务于病人用于上述各种目的外，还可服务于健康人的体检以及亚健康人群的隐性疾病的筛查，如长期饮酒者，可检测血清中的缺糖基转铁蛋白，后者的增高提示酒精性肝病的存在。临床咨询服务是检验医学所包含的重要内容之一，也是分析后阶段质量管理的重要内涵之一，咨询内容主要有检验项目的选择、检验结果的解释，也可就下

一步的实验选择和治疗方案进行讨论等。可以预测，在未来，实验室的临床咨询服务能力将是衡量临床实验室水平的一个重要指标，临床实验室要完成好该任务，必须加强检验医师的培养。

二、教学

临床实验室的主要工作似乎并不包含教学和科研，但社会科技人才尤其是医学人才的培养必然向临床实验室提出教学要求，医学生尤其是检验医学专业学生见习、实习以及初级检验人员的进修、培训等都要在临床实验室进行，临床实验室尤其是教学医院的临床实验室有培养医学人才的责任和义务，应该充分发挥自身的资源和价值优势，通过教学为社会培养人才。而且，在教学的过程中临床实验室和带教老师自身的素质和水平也会得到提高，可以达到教学相长的目的。世界上许多大型临床实验室都是教学和科研的优秀基地，如美国ARUP临床实验室，就担负着CAP的各种检验技师（单科或全科）的培训和考证（执业证书）任务。目前，我国已有许多临床实验室被国家批准为“检验医师”培训基地，负责全国检验医学专科医师的培训和考核工作，包括临床医学和检验医学的培训，培训时间一般规定为三年。临床实验室的教学对象主要包括学生、在职人员、医护人员、患者及群众等，在教学的过程中要根据教学对象的不同采用不同的教学方法和传授不同的教学内容。

医学实验室的教学内容因教学对象的不同而不同。

（一）对学生的教学

医科大学附属医院或教学医院的医学实验室，较大型医院的医学实验室通常都有教学任务：本科生的理论教学，专业实习教学，毕业论文的立题和指导，论文答辩等；大专生、中专生的实习教学。有博士或硕士点（或带教任务）的医学实验室，可能有如下教学任务：研究生的专业和专业外语教学，研究生研究论文的立题和研究工作指导，研究论文的答辩等。教学工作要考虑学生的专业特点和专业方向，在教学内容上可有所不同侧重，但要严格按教学大纲进行。

（二）对在职人员的教学

为了使在职人员的知识与时俱进和不断更新，必须对在职人员进行不断的专门理论和专业技术教育，特别是新理论、新技术方面的教育，这种教育又称继续教育或终身教育。另外还应训练工作人员如何预防事故的发生以及控制事故后果的恶化。医学实验室在本科室职工的教学工作上，要制定教学计划，定期组织教学和考核，要不断提高教学质量，对教学工作的准备度和教学水平要经常进行评估。在现今竞争越来越激烈的情况下，人才和人力资源的竞争最为重要。引进人才是重要的，但现有人才的培养、提高更为重要。要创造条件让工作人员能定期参加专业发展或其他方面的学术交流活动。继续教育的另一个方面是对社会上在职人员的教育，如举办国家级或省级继续教育学习班，凡是有条件的医学实验室都应争取举办这类学习班，一则对社会作贡献，二则可通过教学相长促进自身发展。

（三）对医护人员的教育

现代医学的发展部分地改变了医学理论和技术的传播模式，一些新检测项目浓缩了大量高新技术，其开发常常由一些大的生物技术公司完成，这些项目有时先为医学实验室所接受，然后再由医学实验室向医护人员宣传，这是对医护人员进行教育的一个重要方面。另外，医学实验室应加强与医护人员的经常性交流和沟通，要将标本正确采集、送检的要求和道理向医护人员宣传，并与医护人员一道制定标本采集和送检的规范，要将各种报告特别是新项目的报告形式、内容和特殊意义告知临床，使临床能够充分利用检验结果和资源。

（四）对病人进行宣传教育

要教育病人如何正确留取标本，包括在留取标本前应做哪些准备工作；教育病人如何看懂一些简单的化验结果。有些医院在门诊（化验室）设立了报告结果咨询处，深受病人欢迎，这是以人为本的有益尝试。、

（五）对社会人群进行教育

这是一个科普问题。要通过报纸、科普读物、宣传栏、科普书籍等积极向群众宣传化验常识。要结合医疗卫生工作的中心任务，抓住机遇实时搞好宣传教育。SARS流行期间，一些检验医学专家应急编写了一些关于SARS的科普读物，受到了广大人民群众的热烈欢迎，为战胜SARS作出了贡献。

三、科研

对于一些较大规模的医院，科研也是一项重要工作任务。科技是第一生产

力。要结合实际检测工作中提出的问题，比如某项检验结果变异太大而不够准确，某项检验的灵敏度不够高，某项检验结果干扰因素太多等，组织科研攻关，结果必然促进检验质量的提高和检验医学的发展。医学实验室的科研方向是多方位的，包括检验方法学的研究、检验项目临床意义的研究、基础医学领域的研究、与临床结合进行发病机制的研究、药物临床药代动力学和药效动力学的研究等。

实验室是科学研究重要阵地，检验科具备了得天独厚的条件，要组织多学科进行课题申报，联合攻关，加强检验医学与临床医学的结合，促进检验医学技术和学术水平的提高和发展，进而提高医学检验质量。临床实验室科学研究的使命主要表现在两个方面：一方面是开发或建立新的检验仪器、技术、方法、检验指标和试剂盒，提高临床检测水平；另一方面，开展疾病的病因研究与评价，诊断试验的研究与评价，临床疗效和预后的研究与评价等，为临床诊断和治疗服务。

检验人员科研方向和选题要密切结合自己的实际工作，形成自己的特色。要做一个有心人，勤于思考和探索，不断提出问题，积极查阅文献、撰写综述，积极参加科研工作，撰写论文。临床实验室要制定科研管理的规章制度，加强科研管理，同时要加强科研队伍建设，注重学科建设和学科带头人培养，提高科研水平。

第四节　医学实验室的管理与发展

医学实验室是为患者、为临床医疗服务的医技科室，因此要坚持以人为本管理的原则，也就是一切的管理思想要以患者为中心，一切工作要满足患者的需要、满足为患者治疗的医生和护理人员的需要。医学实验室的最终工作目标是为患者提供及时、准确、价廉的检验报告。所以医学实验室管理涉及多方面，其核心是质量管理。此外还需要实验室生物安全管理、人力资源管理和人力资源的整合、实验室运行的经济管理、仪器设备管理、信息、技术管理等。

一、国际临床实验室管理发展概况

（一）美国临床实验室管理

1.CAP

1947年，美国一些致力于改进病理学和实验医学的病理学家组建了美国病理学家学会（College of American Pathologists,CAP），目前，CAP是世界上最大的由职业临床检验学家和病理学家组成的联合会，是美国的一个权威和非营利的临床实验室认可机构，其任务是通过在世界范围内提高病理学和医学实验室的水平，来保证和维护患者和公众的利益。CAP依据美国临床检验标准化委员会的业务标准和操作指南以及CLIA’88，对临床实验室各个学科的所有方面均制定了详细的检查单，通过严格要求来确保实验室符合质量标准，从而改进实验室的实际工作。CAP致力于临床实验室步骤的标准化和改进，倡导高质量和经济有效的医疗保健服务，其所产生的影响超过了其他任何一个组织，因此，被国际公认为是实验室质量保证的领导者和权威性的实验室管理和认证组织。CAP认证，是美国病理学家学会举办的一种国际论证，自1962年起被美国普遍采用执行，1994年起被世界各国公认为最适合医疗实验室使用的国际级实验室标准，实验室通过CAP认证代表其检验室品质达到世界顶尖水准，并获得国际各相关机构认同。

2.CLIA’67与CLIA’88

20世纪60年代前，由于没有相关的法律来规范临床实验室行为，不同实验室间结果的一致性较差，使得美国公众和国会对临床实验室检验结果报告的质量提出质疑。为了加强实验室管理，规范实验室行为，保证实验室的质量，1967年美国国会通过了一个专门针对临床实验室管理的法律：《临床实验室改进法案》（Clinical Laboratory Improvement Act,CLIA’67），这项法规在人员资格、质控标准、室间质评以及进行现场检查等方面作出规定，规定对跨州经营的实验室进行强制性认可，主要针对的是独立的、商业性的大实验室。1988年美国通过了CLIA’67的修正案，即《临床实验室改进法案修正案》（Clinical Laboratory Improvement Amendment,CLIA’88），1992年正式实施，2003年进行的第5次修订版称为最终法规，即CLIA Final Ruler。CLIA’88基于实验的复杂性将临床检验项目分为豁免实验、人工镜检实验、中度复杂实验和高度复杂实验，并对不同类型的实验提出具体的质量控制要求。同时，它对实验室的各个方面都作出了详细的要求和规定，管理的对象扩大到所有的临床实验室，CLIA’88是政府颁布的法律，具有强制性，是对临床实验室的最低要求。美国实施CLIA’88以来，通过强制性的实验室认可、注册和登记，明显改善了对临床实验室的管理，提高了检验质量和水平。

3.CLSI

1967年，为致力于“改善我们为患者所做”和为检验结果的一致性建立标准，美国成立了“临床实验室标准化委员会”（National Committee for Clinical Laboratory Standards,NCCLS）。迄今为止，NCCLS为临床实验室已提供超过160项标准和指南，涉及当今检验医学发展的方方面面，包括保健服务、自动化和信息学、临床化学和毒理学、血液学、免疫学和配体分析、微生物学、分子生物学、床旁检测、临床实验室国家参考系统等，同时，NCCLS与世界相关的权威机构如国际标准化组织、国际临床化学协会、国际血液学标准化委员会等机构密切合作，为全球检验医学和卫生技术标准的一致性做了不懈的努力，为全球检验医学的标准化也作出了卓越贡献。为使该机构发挥更大的作用，2005年1月1日，NCCLS已正式更名为临床和实验室标准化协会（Clinical and Laboratory Standards Institute,CLSI），并由CLSI正式替代NCCLS发布标准的指南。成立CLSI的目的是扩大和增强NCCLS的服务范围，通过建立和传播具有一致性的标准和指南以加强检验医学在医疗保健服务中的价值。同时将CLSI定义为一个全球性、非营利、致力于标准建立和开发的组织。CLSI的主要任务：制定检验医学、保健服务机构、临床和其他实验室的相关标准和指南；对标准与指南使用过程中所出现的问题进行定义并解决这些问题；促进已建立的标准和指南的使用；评价其在实践过程中的有效性。CLSI希望通过标准和指南的建立，改善保健服务机构、医学检验、临床和其他实验室的工作质量；有益于公共卫生、安全和福利；促进保健服务机构、医学检验、临床和其他实验室的相互交流和理解。

4.CLMA

从20世纪70年代开始，在国外大学开始开设临床实验室管理课程，探索和研究临床实验室管理的方法和技巧，以提高检验质量和效率。1976年，美国成立了临床实验室管理协会（Clinical Laboratory Management Association,CLMA），主要对临床实验室的主任、经理、监督员进行教育与培训，并出版《Clinical

Laboratory Management Review》（双月刊）。2000年CLMA出版了《CLMA Guide To Managing a Clinical Laboratory》。

（二）其他国家临床实验室管理

法国政府也于1999年11月发布了《关于正确实施医学生物分析实验的决议》。德国、日本等国家也都制定了临床实验室管理的相关法规。

（三）国际临床实验室管理

1.ISO15189

2002年国际标准化组织制定了专门针对临床实验室管理的国际标准，该标准于2003年首次颁布，即ISO15189:2003《医学实验室-质量和能力的专用要求》，2007年修订。该标准在管理和技术两方面提出具体要求，管理要求涉及组织和管理、质量管理体系、文件控制、咨询服务、纠正措施、质量和技术记录、内部审核和管理评审等15个方面。技术要求涉及人员、设施和环境条件、实验室设备、检验前程序、检验程序、检验程序的质量保证、检验后程序和结果报告等8个方面。

ISO 15189是医学实验室认可的国际标准，主要强调实验室内部质量体系的建立，在此基础上建立实验室认可制度是一种自愿行为，是实验室质量保证的较高标准。而CLIA’88着眼于政府对临床实验室质量的外部监控，是政府对实验室强制执行的最低要求，二者存在互补性。

2.其他

国际对临床实验室的质量管理模式还有美国CAP-LAP（CAP-Laboratory Accreditation Program,CAP-LAP）计划和ISO9000认证等，其中CAP-LAP是CAP认可的主要依据。

二、我国临床实验室管理的发展概况

（一）成立了相关的组织和机构，负责和指导临床实验室管理

20世纪70年代末，我国的医学检验发展较慢,专业技术人员少，自动化程度低，试剂使用混乱，质量控制观念差，实验室管理意识淡薄，缺乏相应的法律和法规来规范实验室行为，总体水平远远落后于发达国家。随着国家卫生部对临床检验工作的重视，我国从20世纪80年代后相继成立了相关机构来负责和指导全国

的临床检验工作，对提高实验室业务水平和实验室管理水平、加强与检验相关的科学研究、提高学术水平以及加强国内和国外的交流等方面起了重要作用。这些机构主要包括各级临床检验中心，中国医院管理学会临床检验管理专业委员会及卫生部临床检验标准化委员会和中华医学会检验分会等。

1.卫生部临床检验中心（National Center for Clinical Laboratory,NCCL）

与各级临床实验室最密切相关的是卫计委和各省、市的临床检验中心，其中NCCL是经卫计委正式批准成立的事业单位，于1981年12月在北京医院成立。NCCL下设办公室、临床血液体液学实验室、临床生物化学实验室、临床免疫学实验室、临床微生物学实验室及室间质量评价实验室等。NCCL是卫计委临床检验标准化委员会秘书单位和中国医院管理学会临床检验管理专业委员会主任委员和秘书单位。NCCL主要工作任务：①组织临床检验质量评价和管理活动；②开展临床检验理论和方法研究，开发、使用、推广新技术，并向卫生部建议淘汰落后的技术和方法；③建立和应用临床检验参考系统，开展相关科学研究，建立运行重要常规检验项目参考方法，研制标准物质；④开展特殊检验项目，推进临床检验逐步社会化；⑤开展卫生部规定的从事高新检验技术工作的上岗人员实行岗前培训和资格认定，负责临床检验试剂和仪器的咨询，协调生产管理；⑥负责全国临床检验人员的培训，组织国内外学术和信息交流；⑦为卫生主管部门提供临床检验管理咨询意见。

在NCCL的指导下，各省、市也相继成立了各自的临床检验中心，管理自己辖区内的临床检验管理和质量控制工作，几乎所有医疗单位的临床实验室和采供血机构都参加省级临床检验中心的室间质量评价工作，通过开展“医疗质量万里行”活动，促进了临床实验室工作的规范化、标准化. 并且在生物安全工作方面逐步走向正轨。通过各临床检验中心间相互交流促进了检验水平的共同提高。

2.中国医院管理学会临床检验管理专业委员会

中国医院管理学会临床检验管理专业委员会（CACLM）成立于2000年，是中国医院管理学会所属的分支机构，是总会领导下的全国性临床检验专业管理者的非营利性学术组织和群众性行业组织，下设室间质量评价分委员会、室内质量控制分委员会、标准操作规程分委员会、溯源及校准分委员会、报告要求分委员会、不确定度分委员会和实验室信息系统分委员会共七个分委员会。CACLM的工作任务是开展临床实验室管理理论研究和学术交流，提高全国临床检验工作水平，为临床和患者提供优质服务。其业务范围：①开展临床实验室管理理论和方法研究；②组织国内外学术活动与信息交流，推广临床实验室管理的成果和经验；③培训临床实验室管理人员和其他相关人员；④提供相关的咨询服务；⑤兴办杂志和临床检验领域的经济实体等。

3.卫计委临床检验标准化委员会（The Ministry of Health for Clinical LaboratoryStandards Committee）

卫计委临床检验标准化委员会成立于1996年，隶属于卫计委标准化委员会。其职责是负责组织制定、修订与临床检验有关的国家及卫生行业标准。秘书处作为标准化委员会的组织联络机构，设于卫计委临床检验中心。标准化委员会自成立以来，已发布国家及卫生行业标准48项，另有30多项标准正在研制或报批过程中。在“十二五”期间围绕以下几个方面开展工作：配合国家医改、围绕卫生部制定的政策和法规．制定相应的配套管理标准或准则；制定我国常见病、多发病相关的检验医学实用准则；围绕检验医学各亚学科制定该学科的常规技术标准和指南，制定我国常用、重要检测项目的参考体系标准；在此期间预计编制40项行业标准。

4.中华医学会检验分会

中华医学会检验分会于1979年在北京成立，中华医学会检验分会是全国检验工作者自愿组成并依法登记的公益性、学术性、非营利性社会组织。下设学术委员会、继续教育与扶贫委员会、组织与外事委员会、秘书处等机构，其中学术委员会分为血液体液学专业学组、临床免疫专业学组、临床微生物专业学组、传染病专业学组、生化分析仪与干化学学组、血脂专业学组、心脏标志物学组、肿瘤标志物专业学组、蛋白质组学组等。工作范围主要有：①开展国内外学术交流；②开展继续医学教育，组织会员和医学检验工作者学习业务，不断更新会员和医学科技工作者医学科技知识，提高医学科学技术业务水平；③参与开展毕业后医学检验教育培训、考核工作等。在中华医学会检验分会的指导下，各省、市也相继成立了检验分会。

（二）规范实验室管理

1.编写出版我国第一部规范检验操作规程

为了规范检验项目操作，卫生部于1991年委托卫计委临床检验中心组织编写了《全国临床检验操作规程》，并于1997年修订再版，2006年修订出版第3版。该书是我国第一部检验医学的标准操作规程，是我国临床实验室操作指南。

2.淘汰过时的临床检验项目和方法

为提高我国临床检验水平，经科学研究、试点和专家反复论证，卫计委于1991年12月20日发布中华人民共和国卫生部令第18号，决定自1992年7月1日起至1993年1月1日，分步淘汰硫酸锌浊度试验等35项临床检验项目和方法。

3.制定、推荐30多项临床检验国家及卫生行业标准

卫计委临床检验标准化委员会自1996年成立以来，已组织编写并经卫计委正式发布了《临床检验项目分类与代码》（WS/T102－1998）等35个行业推荐标准，行业推荐标准的出台对于规范实验室的检验行为，提高检验质量发挥了重要作用。

4.对一些较特殊的检验项目，颁布了相应的管理办法

例如：①2006年6月卫计委颁布的《全国艾滋病检测工作管理办法》和2004年9月中国疾病预防控制中心制定，2009年又进行修汀的《全国艾滋病检测技术规范》，对艾滋病检测实验室的设置、验收、工作要求、质量管理和监督管理等提出了明确的要求；②2002年卫计委颁布了《临床基因扩增检验实验室管理暂行办法》和《临床基因扩增检验实验室工作规范》，2010年卫计委又对《临床基因扩增检验实验室管理暂行办法》进行了修订，制定了《医疗机构临床基因扩增检验实验室管理办法》。这是我国第一个实验室质量保证的法规性文件，也是首次对特殊的检验技术进入临床实行准入。

5.制定了一系列关于实验室生物安全管理的法规

生物安全是实验室管理的重要组成部分，为了加强实验室生物安全管理，国家有关部门先后制定和颁布了多部法规。例如：2002年12月卫计委颁布了我国的行业标准《微生物和生物医学实验室生物安全通用准则》；2004年5月中华人民共和国质量监督检验检疫总局和中华人民共和国标准化委员会颁布了《实验室生物安全通用要求》，这是我国第一个关于实验室生物安全的国家标准。2008年，根

据新的发展和需要，又对该标准进行了修订，并进行了改版，颁布了《实验室生物安全通用要求》（GB 19489-2008），使我国实验生物安全管理更加规范。2004年11月12日，中华人民共和国国务院公布实施《病原微生物实验室生物安全管理条例》。标志着我国病原微生物实验室的管理工作步入法制化管理轨道。

6.建立和颁布了《医疗机构临床实验室管理办法》

2006年2月卫计委正式颁布了《医疗机构临床实验室管理办法》（简称《管理办法》），本办法是一部强制性法规，是对临床实验室最低要求，只要是临床实验室都必须遵守《管理办法》的规定. 它是临床实验室准人的标准。《管理办法》共分六章，分为总则、医疗机构临床实验室管理一般规定、医疗机构临床实验室质量管理、医疗机构临床实验室安全管理、监督管理、附则。它明确了临床实验室的定义及功能；明确了临床实验室的工作目的、必备条件，其中质量及安全管理是《管理办法》最重要的组成部分。本办法的执行是医疗机构临床实验室建设和管理中一个重要事件，《管理办法》的执行标志着我国临床实验室管理走上了法制化和规范化的轨道，为提高临床检验质量和临床诊治水平打下了坚实基础。

第五节　医学实验室的管理体系

随着医学生物技术的飞速发展，临床实验室对疾病诊断和防治的影响越来越大，检验结果已经成为临床诊断治疗的重要依据。临床实验室的质量、能力和安全，直接关系到医疗卫生服务的水准，关系到患者身心健康，甚至生命。临床实验室检测结果是医疗服务的重要基础和保障。实验室检测水平与医院整体医疗服务水平密切相关。对于临床实验室来说，检验报告是其最终成果，而影响报告质量的因素很多，如组织结构、程序、过程及资源等。这些要素就构成了临床实验室质量管理体系。为了保证检验报告的质量，必须分析、研究系统各要素相互联系、相互制约的关系，引进国际先进管理经验，提高临床实验室管理水平。

实验室管理包括质量管理与安全管理。质量管理的目的是保证检验的质量、提高校验者能力水平，安全管理的目的是保证实验自从业人员的自身安全、保证实验自来访者的安全、保证环境的安全。实验室管理符合国家法律法规的要求，符合行业规范的要求，符合实验室认可的要求。加强实验室检验质量管理，应建立完整的实验室管理体系，包括建立质量体系文件，做好检验过程中的质量控制，以此保证检验的客观公正、准确互认，保证检验在疾病诊断、治疗、疗效观察及预后判断中的重要作用。

一、临床实验室质量管理体系的建立

根据质量管理理论，建立、实施、保持和改进质量管理体系是质量管理体系运行的四大步骤。临床实验室建立的质量管理体系要结合自身的特点，与活动范围（如实验室类型、专业范围、检验工作量）和自身的各项资源相适应。首先是自我认识、自我分析的阶段，然后才是引进国际先进管理模式，依据国际或国家标准，建立体系，提高实验室管理水平，并且持续改进。

（一）质量管理体系建立的依据

1.质量管理体系认证标准

《质量管理体系——要求》（ISO 9001:2008）（等同于GB/T19001:2008）是目前被大多数企业（主要是制造型企业和服务型企业）应用最多的国际标准，用于建立质量管理体系并申请认证。标准主要分为五大模块的要求，这五大模块分别是质量管理体系、管理职责、资源管理、产品实现、测量分析和改进。质量管理体系的实施遵循八大原则，即以顾客为关注焦点，领导作用，全员参与，过程方法，管理的系统方法，持续改进，基于事实的决策方法以及与供方互利的关系。指导组织通过关注顾客的需求和期望而达到改进其总体业绩的目的。我国有部分医院运行了ISO9000质量管理体系，取得了良好的管理效果。

2.实验室认可标准

（1）《检测和校准实验室能力的通用要求》

《检测和校准实验室能力的通用要求》（ISO/IEC17025:2005）（等同于GB/T27025:2008及CNAS-CL01:2006）规定了实验室进行检测和校准的能力（包括抽样能力）的通用要求，主要用于建立实验室的质量管理体系和提高实验室的管理能力。中国国家标准《检测和校准实验室能力的通用要求》（GB/T 27025:2008）与中国合格评定国家认可委员会（CNAS）颁布的《检测和校准实验室能力认可准则》（CNAS-CL01:2006）均等同于（ISO/IEC17025:2005）。本标准包含了检测和校准实验室为证明其按管理体系运行、具有技术能力并能提供正确的技术结果所必须满足的所有要求。同时，本标准也包含了ISO9001中与实验室管理体系所覆盖检测和校准服务有关的所有要求，因此，符合本标准的实验室，也是依据IS0 9001运作的。ISO/IEC17025:2005共有七部分内容，即前言、范围、引用标准、术语和定义、管理要求，技术要求、附录和参考文献，其实质部分管理要求和技术要求。

（2）《医学实验室质量和能力的专用要求》

《医学实验室质量和能力的专用要求》（ISO15189:2007）（等同于GB/T 22576:2008及CNAS-CL02:2008）从医学专业角度，规定了对临床实验室质量和能力的专用要求。与ISO / IEC 17025相比，更专业、具体和细化，更适合临床实验室接受和使用。包含了临床实验室为证明其按质量体系运行，具有技术能力并能提供正确的技术结果所必须满足的要求。国家标准《医学实验室-质量和能力的专用要求》（GB/T22576:2008）与《医学实验室质量和能力认可准则》（CNAS-CL02:2008）均等同于ISO15189:2007。

ISO15189:2007共有七部分内容，即前言、范围、引用标准、术语和定义、管理要求、技术要求、附录和参考文献，其实质部分是管理要求和技术要求，具体内容见表3-1。对于临床实验室，国际上普遍采用ISO15189标准，也有个别仍然使用ISO/IEC17025。ISO15189是目前指导临床实验室建立先进质量管理体系较适用的标准。

表3-1：ISO 15189管理要求和技术要求的内容

管理要求		技术要求
组织和管理	不符合的识别和控制	人员
质量管理体系	纠正措施	实施和环境条件
文件控制	预防措施	实验室设备
合同评审	持续改进	检验前程序
委托实验室的检验	质量和技术记录	检验程序
外部服务和供应	内部审核	检验程序的质量保证
咨询服务	管理评审	检验后程序
投诉的解决		结果报告

（三）相关法律法规或学术团体标准

1.《医疗机构临床实验室管理办法》

为了加强临床实验室的管理，提高临床检验水平，保证医疗质量和医疗安全，我国卫生部于2006年2月正式颁布了《医疗机构临床实验室管理办法》，并于2006年6月1日起施行。该管理办法共分六章，即总则、临床实验室管理的一般规定、临床实验室质量管理、临床实验室安全管理、监督管理、附则。对临床实验室的质量管理有明确而具体的要求。卫生行政主管部门可以依据《医疗机构临床实验室管理办法》，对临床实验室进行监督执法管理。

2. CLIA’88

美国1988年的临床实验室修正案（Clinical Laboratory Improvement Amendment,CLIA’88）将美国的临床实验室分成三大类型，即高度复杂实验室、中度复杂实验室和豁免实验室。前两类都必须通过强制性的实验室认可、注册登记后，才能进行临床检验工作。明显加强了对临床实验室的管理，提高了检验质量。

3.CAP计划

美国病理学家协会（College of American Pathologists,CAP）是世界上最大的对病理学家和实验室专业人员进行注册的协会，CAP计划是指该学会向实验室提供的质量改进计划，是国际医学领域中一种权威评价模式。CAP依据的标准是按照美国的法律法规自己制定的，而非国际标准。虽然CAP的技术性和先进性使其成为临床实验室质量管理活动中具有权威性的模式，但它并不是国际临床实验室质量管理中应用最广泛的模式。

二、建立质量管理体系的要点与过程

（一）建立质量管理体系的要点

1.注重质量策划

做好质量策划工作是建立质量管理体系的第一步。有效的质量管理体系建立，需要经过精心的策划和周密的计划，先了解实验室所要达到的目的，再根据目的配置相应资源，设定过程环节，明确责任、分工，制定详细的计划并落实对计划实施情况的检查，只有经过周密的策划后才能再实施。

2.注重整体优化

质量管理体系是一个系统，将相互关联的过程作为体系看待、理解和管理，有助于提高实现目标的有效性和效率。研究体系的方法是系统工程，其核心是整体优化。临床实验室在建立、运行和改进质量管理体系的过程中，对质量方针、质量目标质量策划、质量控制、质量保证和质量改进等要素加以识别、理解和管理，树立系统化思想以达到实现质量方针和质量目标的目的。

3.强调预防为主

质量管理体系要求采取预防措施，预防措施是指为消除潜在的不合格或其他潜在不期望情况的原因所采取的措施。强调预防为主是为了预防潜在的事故发生，是事先主动识别改进的过程，化解可能发生的风险。强调预防措施，将不合格消灭在形成过程中，做到防患于未然，可以有效地降低工作失误的风险，提高质量管理体系的整体业绩。

4.以满足患者和临床的要求为中心

这是强调服务意识。以满足患者及负责患者医疗保健的临床人员的需求是临床实验室质量管理体系的核心思想。明确临床实验室的服务指向，包括受理申请，患者准备，患者识别，样品采集、运送、保存、处理、检验，结果确认解释，报告以及提出建议。临床实验室最终面对的是人的健康问题，输出的检验结果还需要有专业化的咨询解释服务。所建立的质量管理体系是否有效，最终应体现在能否满足是患者和临床的要求上。

5.强调过程

质量管理体系是通过一系列过程来实现的，所有的工作都是通过过程来完成的。临床实验室将检验过程分为分析前、分析中和分析后过程。系统性地识别、管理和监控实验室所有的过程，将活动和相关资源作为过程进行管理，可以更高效地得到期望的结果。

6.重视质量和效益的统一

管理的目的是效率。质量管理的真正价值在于以最低的费用和较高的经济回报，最大限度地满足客户要求。临床实验室成本控制及效率分析必须以患者和临床为中心，以确保提供及时、准确、可靠的高质量检验结果为前提。一个有效的临床实验室质量管理体系，既要能满足患者和临床的要求，又要能充分实现实验室自身的利益，在考虑成本、利益和风险的基础上使质量最佳化。

7.强调持续的质量改进

持续改进是为了改进临床实验室的整体业绩，应不断提高服务质量和检验能力范围，改进其检验报告的质量，提高质量管理体系的有效性和效率. 以满足客户不断增长和不断变化的需求和期望。改进的核心是不断完善、不断发展，是创新能力的提升。它也是实验室生存、发展的内在要求。

8.强调全员参与

全体员工是临床实验室的基础，只有其充分参与，才能使他们为组织的利益发挥其才干。在质量管理体系中，要强调团队精神。

（二）质量管理体系建立的过程

1.策划与准备

质量管理体系的策划与准备工作是成功建立质量管理体系的关键，主要包括实验室现状分析、全员培训、统一认识、制定质量方针和质量目标。

（1）实验室现状分析

质量管理体系的建立来源于对实验室的现状分析，分析的目的是根据实验室的现状合理地选择质量管理体系的要素和对质量方针、质量目标的定位。实验室现状分析的内容包括：组织结构、设施设备、人力资源、现有的质量管理体系情况、质量要求等。经过调查和分析，确定建立符合本实验室能力、特点的质量管理体系。

（2）全员培训、统一认识

通过对实验室全体员工进行教育培训，让员工充分认识、了解质量管理体系。认识到实验室目前的管理现状与先进的质量管理体系模式之间的差距，认识到建立先进的质量管理体系的重要性。统一认识，使每一位员工了解他们在实验室中的作用及重要性。

培训工作分层次进行：对决策层，要充分认识有关质量管理体系国际标准，明确建立、完善质量管理体系的迫切性和重要性，明确决策层在质量管理体系建设中的关键地位和主导作用；对管理层，要全面了解质量管理体系的内容，认识到体系的每个要素、每个过程都将对实验室的最终产品质量产生重要影响；对执行层，主要培训与本岗位质量活动有关的内容，使其认识到严格执行各项规定以及程序、要求的重要性。每次培训后要进行考核并记录，直到掌握为止。

（3）制定质量方针和质量目标

质量方针是指：由组织的最高管理者正式颁布的该组织总的质量宗旨和方向。质量方针应当简明，要与组织的总方针相一致，是组织总方针的重要组成部分，是组织的质量方向。质量方针是组织质量活动的纲领，并为制定质量目标提供框架。质量方针的制定应该针对如何满足顾客和其他相关方的需求和期望，常常以口号的形式表述，朗朗上口，便于记忆。如某临床实验室的质量方针是“科学管理、及时准确、优质服务”。质量方针应由临床实验室最高管理者正式发布或由其授权发布。

质量目标是指在质量方面所追求的目标。质量方针指出了组织满足顾客要求的意图和策略，而质量目标则是实现这些意图和策略的具体要求，质量目标的实现程度应该是可测量或可考核的。如某临床实验室的质量目标是：主要数据和结论的准确率为100%，患者满意率大于95%。

质量方针和质量目标的制定必须实事求是，体现了实验室对质量的追求，对患者的承诺，是实验室人员质量行为的准则和质量工作方向。临床实验室质量方针和质量目标的制定应考虑以下四个方面的内容：①实验室服务对象和任务；②实验室的人力资源、物质资源和资源供应方情况；③要与上级组织保持一致，不能偏离；④实验室员工能否理解和坚决执行。

2.组织结构的确定

（1）实验室的内部结构

临床实验室首先要明确自己的法律地位，与母体组织及其相关职能部门的关系。其次，要确定组织结构，及实验室内部各部门的职责和权力。如临床实验室由若干个专业实验室（临床生化实验室、血液学实验室、微生物学实验室、免疫学实验室等）构成，各个专业实验室负责各自专业领域的检验，各专业实验室又可设若干个工作小组，从事专门的检验工作。临床实验室的组织和管理结构一般用组织机构图来表达。内部组织机构图（图3-5）应明确各管理、技术和支持服务岗位或部门在组织机构中的地位及相互关系。与组织机构图相对应，临床实验室根据自身的工作类型、工作范围、工作量来设置管理岗位、执行岗位和核查岗位，以文件的形式详细规定他们的职责、权力和各自活动的相互关系和重要性，进而保证全员参与，为质量管理体系目标的实现做出贡献。

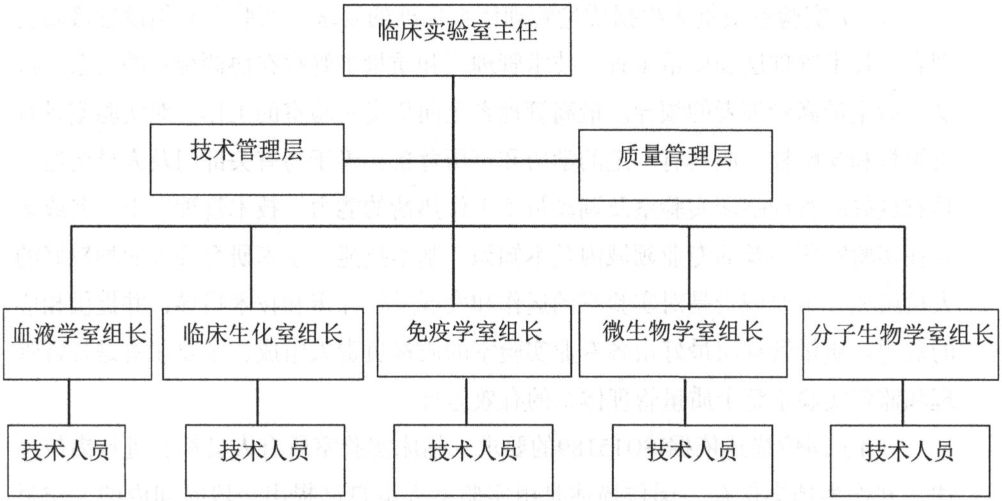

图3-5：临床实验内部组织机构图

（2）实验室的外部结构

临床实验室应明确与其他相关外部机构的关系，如与医院人事、财务、设备等部门的关系。这种关系也可以用组织机构图来表达，为外部隶属关系图（图3-6），用来描述临床实验室在其母体组织中的地位及相互关系。此外，临床实验室还可能与其他机构发生关系．如临床检验中心、学术团体、计量部门等。如果实验室与这些机构发生关系，就应对这种关系进行明确规定。

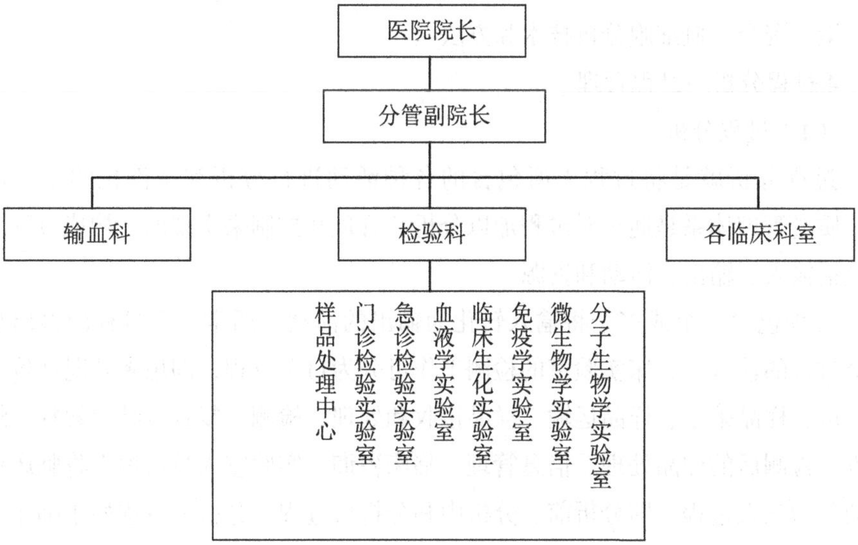

图3-6：临床实验外部组织机构图

（3）实验室负责人根据质量管理体系标准的要求，实验室必须设置最高管理者、技术管理层和质量主管。技术管理层和质量主管存在协调统一的关系。接受实验室最高管理者的领导。最高管理者全面负责实验室的工作，对实验室具有决策权和支配权。应具有一定的学历和资历背景，善于与有关部门及人员沟通，具有良好的管理临床实验室及调动员工工作热情的能力。技术管理层由一名或多名在实验室所涉及的专业领域内基本知识、基本技能、学术研究等方面均较好的人员组成，主要职责是对实验室的运作和发展进行评审和技术指导，并提供相应的资源。质量管理层最好由各专业实验室的质量负责人组成，主要职责是日常管理和监督实验室整个质量管理体系的有效运行。

（4）岗位描述依据ISO15189的要求，临床实验室所有人员都要进行岗位描述，并作为档案保存。岗位描述是由实验室人员自己提出一段时间内的工作目标，以及实现目标的方法和途径。上一级管理者（如专业组组长）对岗位描述进行修改，到预定的时间对其进行评价。

3.资源配置

资源包括人员、设备、设施、资金、技术和方法。临床实验室质量管理体系要通过认可，就必须按照认可标准配置相应的资源。资源是临床实验室建立质量管理体系的必要条件。资源的配置是以满足质量要求为目的，不应造成资源浪费。例如，在临床实验室作血细胞分析，就应配置操作人员、血细胞分析仪、设施环境、资金、血细胞分析技术和方法。

4.过程分析与过程管理

（1）过程分析

过程分析就是将过程中所包含的各种活动进行分析和文件化的系统性操作。质量管理体系是通过对过程加以分析、管理和控制来实现的。构成过程的要素包括输入、输出、活动和资源。

过程包含一个或多个将输入转化为输出的活动，通常一个过程的输出是下一个过程的输入。临床实验室的检测工作可分为11个过程，即患者状况评价、检验申请、样品采集、样品运输、样品接收和处理、检测、复查或结果解释、结果报告、检测后的样品处理、信息管理、临床咨询。实验室人员习惯上将临床检验活动分为三大过程，即分析前、分析中和分析后过程。分析前过程始于临床医师提出检验申请，止于分析检验程序启动，其步骤包括检验申请、患者准备、原始样品采集、运送到实验室并在实验室内传递。分析中过程是对样品进行分析检验。分析后过程包括系统评审、规范格式和解释、授权发布报告和传送结果、保存检验样品。

（2）过程管理

在检验报告形成的全过程中，任何一个相关过程的输出质量都会影响全过程的最终输出结果。如CLIA’88要求更多是对分析前和分析后工作进行质量控制，分析前的工作要求有适当的患者准备和合格的样品，所涉及的样品采集、编号、保存、运输和处理都必须受控。过程管理中特别要注意过程与过程之间的衔接，不能出现空白接口。ISO9000对过程管理的模式见图3–7。

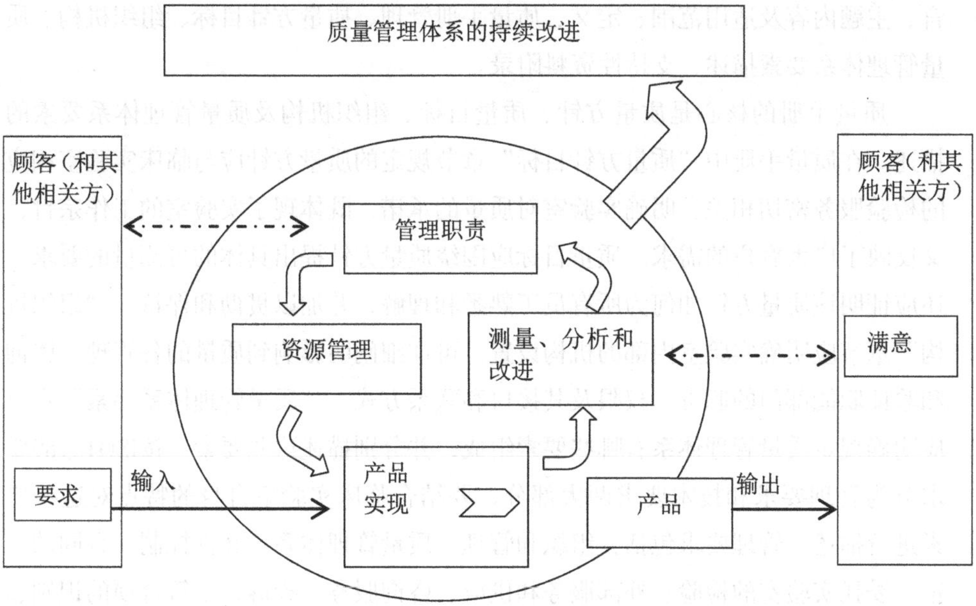

图3–7：ISO 9000对过程管理的模式

过程管理强调每一个过程必须有过程负责人，他们的责任是：①对整个过程进行分析、计划，并将过程文件化（包括亚过程）；②指定每个亚过程的负责人；③决定过程的要求并文件化；④保证与顾客要求一致；⑤对过程进行测量；⑥进行过程控制；⑦保证过程的效率和有效性。

5.质量管理体系文件的编制

临床实验室质量管理体系文件包括质量手册、程序文件、作业指导书及其他文件。

（1）质量手册

质量手册是指按规定的质量方针和质量目标以及适用的国际或国家标准描述质量管理体系，是实验室管理方面的纲领性文件，可以反映出质量管理体系的总貌。

质量手册应引用所依据的质量管理体系标准，并与该标准相适应及与结构保持一致。如按照ISO15189的要求，质量手册应对质量管理体系及其所有文件的架构进行描述。质量手册的内容通常包括：封面、批准页、修订页、目录、前言、主题内容及适用范围、定义、质量手册管理、质量方针目标、组织机构、质量管理体系要素描述、支持性资料附录。

质量手册的核心是质量方针、质量目标、组织机构及质量管理体系要素的描述。在质量手册中“质量方针目标”章节规定的质量方针应与临床实验室相应的检验服务密切相关，明确实验室对质量的承诺．既体现了实验室的工作宗旨，又反映了广大客户的需求。质量目标应围绕质量方针提出具体的可测量的要求。还应证明该质量方针如何为所有员工熟悉和理解，并加以贯彻和保持。“组织机构”章节应明确实验室内部的机构设置。可详细阐明影响到质量的各管理、咨询和验证职能部门的职责、权限及其接口和联系方式。“质量管理体系要素”章节应明确规定质量管理体系有哪些要素组成，并分别描述这些要素。按ISO15189要求分为管理要求和技术要求两大部分，要结合临床实验室自身的特点对这些要素进行描述。管理要求包括：组织和管理、质量管理体系、文件控制、合同的评审、委托实验室的检验、外部服务和供应、咨询服务、投诉、不符合项的识别和控制、纠正措施、持续改进质量和技术、预防措施、记录、内部审核、管理评审等15个方面。技术要求包括：人员、设施和环境条件、实验室设备、检验前程序、检验程序、检验程序的质量保证、检验后程序、结果报告等8个方面。

依据ISO15189要求，临床实验室质量手册目录可包括：引言，医学实验室简介，质量方针目标，人员教育与培训，质量保证，文件控制，记录、维护与档案，设施与环境，仪器、试剂或相关消耗品的管理，检验程序确认，安全，环境，研究与发展，检验程序清单，申请单，原始样品、实验样品的采集和处理，结果确认，质量控制，实验室信息系统，结果报告，补救措施与投诉处理，与患者、卫生专业人员、委托实验室和供应商的交流及互动，内部审核,伦理学。

（2）程序文件

质量管理体系程序是指为实施质量管理体系要素所涉及的各职能部门的活动和实施过程。程序文件是对完成各项质量活动的方法所作的规定。每份程序文件应对一个要素或一组相关联的要素进行描述。其含义包括：①对质量活动进行全面策划和管理，规定对象是影响质量的活动；②包括质量管理体系的一个逻辑上独立的部分；③不涉及技术性细节. 不是工作程序文件，而是质量管理的程序文件。程序文件是临床实验室进行科学质量管理的管理制度，应有较强的可操作性，必须强制执行。

质量管理体系程序文件一般包括：文件编号和标题；目的和适用范围；相关文件和术语；职责；工作流程；支持性记录表格目录等。其中工作流程是其核心内容。程序文件的描述一般遵循“5W+1H”原则，即明确目的、做何事、由谁或哪个部门做、何时、何地以及如何做。

依据ISO15189的要求，临床实验室质量管理体系程序文件是由目录、批准书、修改页和30多个程序文件组成。程序文件应具有承上启下的功能，上接质量手册，是质量手册的支持性文件，下接作业指导书。

（3）作业指导书

作业指导书是描述某项工作的具体操作程序的文件，也就是临床实验室常用的标准操作规程（Standard 0peration Procedure,SOP）。SOP文件是为进行某项活动时所规定的途径。

临床实验室SOP文件使用对象主要有三类人员。①行政和业务主管人员：他们可以根据程序的具体要求，进行质量管理。②检验技术人员：他们主要根据SOP文件的规定或描述，严格按规定程序操作，同时当出现问题时及时纠正。③进修和实习人员：从SOP文件中学到详细的内容，并严格按照规定程序进行操作。

SOP是指导保证过程质量最基础的文件和为纯技术质量活动提供指导的文件，也是质量管理体系程序文件的支持性文件；操作程序是检测系统的组成部分，是临床检验的技术档案，是保证检验结果准确可靠的必需内容。临床实验室SOP文件一旦形成，实验室人员必须严格遵守执行。实验室人员一切质量活动的正确操作必须以SOP文件所描述的过程为依据，以确保质量活动的正确实施，保证检验质量。

临床实验室的SOP可以分为四类，即方法类、设备类、样品类和数据类。临床实验室的SOP文件，应覆盖分析前、分析中、分析后全过程的质量活动。依据ISO15189的要求，临床实验室内每个专业、每个分析项目、每个仪器都必须编写操作程序，如样品采集手册、分析项目标准操作规程、分析仪器标准操作规程等。

SOP文件编写格式包括：封面、首页、正文、附录。首页应注明：操作程序项目名称，操作程序的单位和部门，文件编号、版本、页序和总页数、批准实施日期，程序有效期以及复审计划，程序发放部门或个人，程序编写者、审核者、批准者以及保管者，程序修订记录等。

由于不同的实验室所处的环境和条件不同，而且各个实验室在开展质量活动时影响质量的因素也不同，因此，实验室应根据实际情况制定适合本实验室的SOP文件，并且只能在本实验室内有效，其他实验室只能作为参考而不能原样照搬。

第四章　常见检验项目与临床应用

实验诊断是临床诊断的一个重要组成部分，通过实验室对有关标本检测的结果，可以有不同的临床意义：有的疾病可直接得到确定的诊断，如白血病依靠骨髓检查，内分泌腺体疾病依靠内分泌功能检查就可明确诊断；有些检查具有辅助诊断价值，如肝病或肾病进行肝、肾功能检查，医生不能单凭这些检验就做出诊断，必须结合临床资料综合分析后才能明确诊断；有的检验项目具有鉴别诊断的意义，如发热病人检验外周血白细胞的变化，白细胞数和中性粒细胞比值增高，考虑可能是由化脓感染所引起的，而淋巴细胞增高则可能为病毒感染所致。因此，选择项目时应选择对疾病诊断灵敏度高和特异性强的检验项目来进行检查。

实验诊断在临床工作中虽然非常重要，但检查所得结果仅是静态的数据和现象，用来判断动态的复杂机体有一定的局限性。由于病人处于可变的生理或病理状态下，机体的反应性也因个体差异而有不同，同患一种疾病的病人可因健康素质、病期、病情轻重和个体差异等因素，出现不尽相同的检验结果。而有时不同的疾病进行同一项目检验却可出现相似的结果。因此，评价检验结果时必须紧密结合临床情况进行具体分析，才能恰当地做出合理的结论，指导临床诊治工作。另外，临床检验的内容日益丰富，项目繁多，选择项目时，一定要在认真和详尽地进行询问病史和体格检查得到初步诊断的基础上，从疾病诊断的实际需要出发，选用针对性和特异性较强的项目进行检查，做到有的放矢，避免滥用，杜绝浪费。

随着新技术不断应用于临床检验，新的检验项目和新的测定方法不断增加。临床医生迫切要求对检验项目在临床使用中的价值做出评价。如何以最小的费用做必要的检验，达到最佳的诊断和治疗效果评价是当前共同关心的问题。

第一节 血常规检测

全血细胞分析又称血常规（blood routine test），是医疗中最常用的检验项目之一，用于对病人身体状况，疾病初步诊断及治疗疗效的观察。传统的血常规检测包括红细胞计数、血红蛋白测定、白细胞计数及其分类计数。近年来由于血液学分析仪器的广泛应用，血常规检测的项目增多，包括：血红蛋白测定、红细胞计数、红细胞平均值测定和红细胞形态检测；白细胞计数及分类计数；血小板计数、血小板平均值测定和血小板形态检测。

每一类项目都可以测定很多参数。但是具体测定哪个参数，还要依据使用仪器的种类及检测原理，不同的血常规检测仪之间设定的参数有一定的差异。

一、红细胞计数和血红蛋白测定

通过红细胞计数和血红蛋白测定，发现其变化而借以诊断有关疾病。

【参考区间】健康人群血红蛋白和红细胞数参考区间见表4–1。

表4–1：健康人群血红蛋白和红细胞数参考区间

人群	参考区间	
	血红蛋白	红细胞数
成年男性	120～160 g/L	（4.0～5.5）×10^{12}/L
成年女性	110～150 g/L	（3.5～5.0）×10^{12}/L
新生儿	170～200 g/L	（6.0～7.0）×10^{12}/L

【临床意义】

1.红细胞及血红蛋白增多

（1）相对性增多 是因血浆容量减少，使红细胞容量相对增加。见于严重呕吐、腹泻、大量出汗、大面积烧伤、慢性肾上腺皮质功能减退、尿崩症、甲状腺功能亢进危象、糖尿病酮症酸中毒。

（2）绝对性增多 临床上称为红细胞增多症（polycythemia，erythrocyt–osis），按发病原因可分为继发性和原发性两类，后者称为真性红细胞增多症。

2.红细胞及血红蛋白减少

（1）生理性减少 婴幼儿及15岁以下的儿童，红细胞及血红蛋白一般比正常成人低约10%～20%；部分老年人、妊娠中期至晚期均可使红细胞数及血红蛋白减少。

（2）病理性减少 见于各种贫血。根据贫血产生的病因和发病机制不同，可将贫血分为红细胞生成减少、红细胞破坏增多、红细胞丢失过多。

二、白细胞计数（WBC）

【参考区间】

成人（4～10）×10^9/L；新生儿（15～20）×10^9/L；6个月～2岁（11～12）×10^9/L。

【临床意义】

白细胞总数高于正常值（成人为10×109/L）称白细胞增多，低于正常值（成人为4×109/L）称白细胞减少。白细胞总数的增多或减少主要受中性粒细胞数量的影响，淋巴细胞等数量上的改变也会引起白细胞总数的变化。白细胞总数改变的临床意义详见白细胞分类计数中临床意义的有关内容。

1.生理性白细胞增高

多见于剧烈运动、进食后、妊娠、新生儿。另外，采血部位不同，也可使白细胞数有差异，如耳垂采血比手指采血的白细胞数平均要高一些。

2.病理性白细胞增高

多见于急性化脓性感染、尿毒症、白血病、组织损伤、急性出血等。

3.病理性白细胞减少

见于再生障碍性贫恤、传染病、肝硬化、脾功能亢进、放疗化疗等。

三、血小板计数

【参考区间】

（100～300）×10^9/L。

【临床意义】

1.血小板减少

血小板低于100×10^9/L称为血小板减少。血小板减少包括以下类型：

（1）血小板的生成障碍：见于再生障碍性贫血、放射性损伤、急性白血病、巨幼细胞性贫血、骨髓纤维化晚期等。

（2）血小板破坏或消耗增多：见于原发性血小板减少性紫癜（ITP）、恶性淋巴瘤、上呼吸道感染、风疹、新生儿血小板减少症、输血后血小板减少症、DIC、TTP、先天性血小板减少症。

（3）血小板分布异常：如脾肿大（肝硬化、Banti综合征）、血液被稀释（输入大量库存血或大量血浆）等。

2.血小板增多

血小板超过400×10^9/L为血小板增多。

（1）原发性增多：见于骨髓增殖性疾病，如真性红细胞增多症和原发性血小板增多症、骨髓纤维化早期及慢性粒细胞白血病等。

（2）反应性增多：见于急性感染、急性溶血、某些癌症患者等，常表现为轻度增高，多在500×10^9/L以下。

四、网织红细胞测定

【参考区间】

百分数0.5%～1.5%；绝对数（24～84）×10^9/L。

【临床意义】

1.网织红细胞增多

表示骨髓红细胞系增生旺盛，常见于溶血性贫血、急性失血，缺铁性贫血、巨幼细胞贫血及某些贫血病人治疗后，如补充铁或维生素B_{12}及叶酸后。

2.网织红细胞减少

表示骨髓造血功能减低，常见于再生障碍性贫血，在骨髓病性贫血（如急性白血病等）时，骨髓中异常细胞大量浸润，使红细胞增生受到抑制，网织红细胞也减少。

五、血常规检测项目汇总

表4-2：血常规检测项目汇总表

<table>
<tr><th colspan="2">项目</th><th>缩写</th><th>参考区间</th><th colspan="4">临床意义</th></tr>
<tr><td colspan="2">红细胞</td><td>RBC</td><td>男：（4.5～5.5）$\times 10^{12}/L$
女：（4.0～5.0）$\times 10^{12}/L$
新：（6.0～7.0）$\times 10^{12}/L$</td><td colspan="4" rowspan="2">生理性↑：新生儿、高原居民
生理性↓：生理性贫血
病理性↑：相对↑—各种原因的脱水造成血液浓缩
绝对↑—继发↑（肺心病、肾癌等）
原发↑—真性红细胞增多症
病理性↓：病理性贫血</td></tr>
<tr><td colspan="2">血红蛋白</td><td>Hb</td><td>男：120～160 g/L
女：110～150 g/L
新：170～200 g/L</td></tr>
<tr><td colspan="2">血细胞比容
（血细胞压积）</td><td>HCT
PCV</td><td>男：40%～50%
女：35%～45%</td><td colspan="4">↑：见于大面积烧伤和脱水患者
↓：见于贫血患者</td></tr>
<tr><td rowspan="4">红细胞平均值</td><td rowspan="2">平均红细胞容积</td><td rowspan="2">MCV</td><td rowspan="2">80～100 fL</td><td>大细胞性贫血</td><td>正常细胞性贫血</td><td>单纯小细胞性贫血</td><td>小细胞低色素性贫血</td></tr>
<tr><td>>正常</td><td>正常</td><td><正常</td><td><正常</td></tr>
<tr><td>平均红细胞血红蛋白含量</td><td>MCH</td><td>27～34 pg</td><td>>正常</td><td>正常</td><td><正常</td><td><正常</td></tr>
<tr><td>平均红细胞血红蛋白浓度</td><td>MCHC</td><td>320～360 g/L</td><td>>正常</td><td>正常</td><td>正常</td><td><正常</td></tr>
<tr><td colspan="2">红细胞体积分布宽度</td><td>RDW</td><td>11.5–14.5%</td><td colspan="4">与MCV结合对贫血形态学分类。并且可用于缺铁性贫血的诊断和鉴别诊断。缺铁性贫血患者RDW增高。</td></tr>
<tr><td colspan="2">白细胞计数</td><td>WBC</td><td colspan="5">成人（4～10）$\times 10^9/L$；新生儿（15～20）$\times 10^9/L$</td></tr>
<tr><td rowspan="5">白细胞分类</td><td>中性粒细胞</td><td>N</td><td>50%～70%</td><td colspan="4">生理性↑：新生儿、妊娠晚期
病理性↑：急性感染、急性大出、急性中毒、败血症
病理性↓：某些感染（伤寒、病毒）、再生性障碍、脾亢、某些理化因素损害、某些免疫性疾病等</td></tr>
<tr><td>淋巴细胞</td><td>L</td><td>20%～40%</td><td colspan="4">↑：某些急性传染病（风疹、百日咳等）、某些慢性感染（结核等）、肾移植术后、淋巴细胞性白血病
↓：主要见于放射病、应用肾上腺皮质激素</td></tr>
<tr><td>嗜酸性粒细胞</td><td>E</td><td>0.5%～5%</td><td colspan="4">↑:过敏性疾病、寄生虫病、急性传染病、慢性粒细胞白血病
↓：伤寒、副伤寒、术后、应用肾上腺皮质激素</td></tr>
<tr><td>嗜碱性粒细胞</td><td>B</td><td>0%～1%</td><td colspan="4">↑：慢性粒细胞白血病、真性红细胞增多症</td></tr>
<tr><td>单核细胞</td><td>M</td><td>3%～8%</td><td colspan="4">↑：某些感染（结核、伤寒、心内膜炎）</td></tr>
</table>

第二节　尿常规检测

尿常规检查简便易行，是临床上最常用的检查方法之一，尿常规检查对及时发现泌尿系统疾病具有重要意义。尿常规检测在临床上是不可忽视的一项初步检查，不少肾脏病变早期就可以出现蛋白尿或者尿沉渣中存在有形成分改变。尿异常是肾脏或尿路疾病的第一个指征，亦是提供病理过程本质的重要线索。

尿液是血液经过肾小球滤过、肾小管和集合管重吸收和排泌所产生的终末代谢产物，尿液的组成和性状可反映机体的代谢状况，并受机体各系统功能状态的影响。因此，尿液检测（urine examination）不仅对泌尿系统疾病的诊断、疗效观察有参考价值，而且对其他系统疾病的诊断、预后判断也有重要参考价值。

一、尿常规检测的作用

1.协助泌尿系统疾病的诊断和疗效观察

泌尿系统的炎症、结石、结核、肿瘤、肾脏的移植排斥反应及肾衰竭时，尿液成分会发生变化，治疗好转后，尿液检测相应指标也有改善，因此，尿液检测是泌尿系统疾病最常用的、不可替代的项目。

2.协助其他系统疾病的诊断

尿液来自血液，凡引起血液成分改变的疾病，均可引起尿液成分的变化。如糖尿病时进行尿糖检测；急性胰腺炎时做尿淀粉酶检测；黄疸时做尿三胆检测；多发性骨髓瘤时做尿本-周蛋白检测等，均有助于该类疾病的诊断。

3.安全用药的监护

某些药物，如庆大霉素、卡那霉素、多黏菌素B、磺胺等，可引起肾的损害，故用药前及用药过程中需观察尿液的变化，以确保用药的安全。

尿液检测一般包括：

（1）一般性状检测：尿量、气味、外观、比重、酸碱度等。

（2）化学检测：尿蛋白、尿糖、尿酮体、尿胆原、尿胆红素等。

（3）尿沉渣（显微镜）检测：细胞、管型、结晶体等。

二、尿液检测方法

目前，常规尿液检查一般包括尿液干化学和尿沉渣分析两部分，可以很快获得检验结果，但对于某些患者还应辅以尿沉渣显微镜检测来确定其病理性改变。

（一）尿量（Vol）

一般情况下正常成人一昼夜（24小时）排尿1.0～2.0L。但饮水量、运动、出汗、气温皆可影响尿量。

一昼夜尿量＞2500mL为多尿，＜400 mL为少尿，＜100 mL为无尿或尿闭，如夜尿量＞500 mL，尿比重＜1.018为夜尿量增多。

（二）尿色（Col）

正常尿液为淡黄色至黄褐色，常受饮食、运动、出汗等影响。

尿崩症、糖尿病等患者多尿时几乎无色；肝细胞性黄疸、阻塞性黄疸时呈橘黄色或深黄色，即胆红素尿，但如服用核黄素、复合维生素B、呋喃类药物亦可呈深黄色，应与上述胆红素尿区别；泌尿系统肿瘤、结石、结核或外伤及急性炎症时（如急性膀胱炎）出现血尿，外观呈红色，显微镜下可见大量红细胞；尿中出现大量白细胞、微生物、上皮细胞或有大量非晶形磷酸盐及尿酸盐时呈乳白色。此外，还可见酱油色、红葡萄酒色、黑褐色等颜色尿，除外药物影响后，建议去医院进一步检查。

（三）透明度（Clr）

新鲜尿清澈透明无沉淀。放置一段时间后，可出现絮状沉淀，尤其女性尿。

尿液排出时即混浊，往往由白细胞、上皮细胞、黏液、微生物等引起，需做显微镜检查予以鉴别。少数正常人尿中非晶形磷酸盐等析出，亦使尿混浊，则无临床意义。

（四）比重（SG）

正常人24小时尿的比重在1.015左右，常在1.010～1.025间波动,因受饮食、运动、出汗等众多因素的影响，随机尿比重波动范围为1.005～1.030。

24小时混合尿比重增高时，见于高热脱水、急性肾小球肾炎、心功能不全。蛋白尿及糖尿病人尿比重亦增高。24小时混合尿比重降低见于尿崩症、慢性肾炎等肾脏浓缩功能减退性疾病。测定任意一次随机尿，尿中无蛋白及糖时，比重≥1.025，表示肾脏浓缩功能正常，比重≤1.005表示肾脏稀释功能正常，如固定在1.010左右，称为等张尿，为肾实质受损、肾脏浓缩及稀释功能降低所致。

（五）酸碱性（pH）

正常新鲜尿多为弱酸性至中性反应。因受食物影响，pH常波动在5.0～8.0之间（平均6.0）。在高热、大量出汗、蛋白质分解旺盛时，特别是在酸中毒时，尿液酸性增强，pH下降。低钾性代谢性碱中毒时，酸性尿液为其特征之一。服用氯化铵、氯化钙、稀盐酸等药物时，尿液亦呈酸性；碱中毒时，尿中混有大量脓、血时，服用苏打等碱性药物时，尿液呈碱性，pH上升。

（六）尿白细胞（粒细胞脂酶LEU）

尿白细胞是泌尿系统细菌性感染的指标。定性试验：正常为阴性。

尿白细胞异常提示有尿路感染的可能。

（七）尿亚硝酸盐（NIT）

NIT是泌尿系统细菌性感染的筛选指标。定性试验：正常为阴性。

正常人尿中含有硝酸盐，经细菌（主要是肠杆菌科细菌）还原而成NIT。因此，当尿路感染（如膀胱炎、肾盂肾炎）时可呈阳性，由于肠杆菌科细菌（如大肠希氏菌、变形杆菌等）为尿路感染的常见菌，所以此项检查常作为尿路感染的过筛试验。

（八）尿蛋白定性（PRO）

尿蛋白检查是肾脏疾病诊断、治疗、预后观察的重要指标。

定性试验：阴性。

（九）综合分析检查结果

尿液有形成分显微镜检查、干化学分析仪检查结果和各种细胞化学、免疫化学染色技术检查的结果相互对比、综合分析。

1.如尿液在膀胱内存储时间过长，中性粒细胞可能破坏，释放酯酶到尿中，可导致尿干化学检查结果白细胞阳性，而显微镜检查则为阴性，此种情况应以干化学分析仪检查结果为准。

2.肾移植患者排异反应可导致尿中出现大量淋巴细胞，淋巴细胞无酯酶，干化学分析为白细胞阴性，而显微镜检查则有白细胞，应以显微镜检查为准。

3.肾脏疾病尿中红细胞常被破坏而释放出血红蛋白，因此显微镜检查可无红细胞存在，而干细胞分析血红蛋白（隐血）呈阳性，此应以后者结果为准。

（十）显微镜检查

尿沉渣检测是对尿液离心沉淀物中有形成分的鉴定。传统的尿沉渣检测包括用显微镜对尿沉渣进行定性、定量检查以及各种有形成分的计数检测；现在可用尿液分析仪（试纸条法）及尿沉渣自动分析仪对尿中某些有形成分进行自动检测。

尿沉渣检测标准方法为：取新鲜混匀的尿液10 mL于离心管内，以400g离心力，离心5 min，弃去上清液，留取0.2mL沉渣液，混匀后用下列方法检查：

1.玻片法

移取1滴（约50μL）混匀的尿沉渣液于载玻片上，加盖玻片后，低倍镜（10x10）下观察20个视野，管型以每低倍镜视野（LP）平均数报告；高倍镜（10x40）下鉴定管型类型，细胞以每高倍镜视野（HP）平均数报告。有时以+、++、+++、++++分别表示细胞数5～10个/HP、10～15个/HP、15～20个/HP和大于20个/HP。

2.尿沉渣定量分析板法

本法是用特制的尿沉渣定量分析板（如FAST-READl0）替代玻片，并以每μL尿沉渣中各种成分的数量报告。

3.尿沉渣定量分析工作站（如DiaSys corporation）法

工作站可对制备好的尿沉渣液自动定量取样、混匀和涂片，镜检后自动冲洗，做定量报告。必要时，可对制备的尿沉渣液进行染色，使沉渣中某些成分显色，提高镜检的灵敏度和可靠性。

尿常规化验单上的指标包括：酸碱度（pH）；尿比重（SG）；尿胆原（URO或UBG）；隐血（BLO）；白细胞（WBC）；尿蛋白（PRO）；尿糖（GLU）；胆红素（BIL）；酮体（KET）；尿红细胞（RBC）；尿液颜色（COL）等。

三、尿常规检测项目汇总

尿常规检测项目正常值及病理意义见表4-3。

表4-3：尿常规检测项目正常值及病理意义

名 称	平均值	病理意义
酸碱度（pH）	5.0～8.0（平均值6.0）	增高常见于频繁呕吐、呼吸性碱中毒等
		降低常见于酸中毒、慢性肾小球肾炎、糖尿病等
尿比重（SG）	1.015～1.025	增高多见于高热、心功能不全、糖尿病等
		降低多见于慢性肾小球肾炎和肾盂肾炎
尿胆原（URO）	阴性（-）或弱阳性（±）	阳性（+）及以上，说明有黄疸
隐血（BLD）	阴性（-）	阳性（+）同时有蛋白者，要考虑肾脏病和出血
白细胞（WBC）	阴性（-）	阳性并且镜检>5/HP,说明尿路感染
尿蛋白（PRO）	阴性或仅有微量	阳性提示可能有急性肾小球肾炎、糖尿病肾性病变
尿糖（GLU）	阴性（-）	阳性提示可能有糖尿病、甲亢、肢端肥大症等
胆红素（BIL）	阴性（-）	阳性提示可能肝细胞性或阻塞性黄疸
酮体（KET）	阴性（-）	阳性提示可能酸中毒、糖尿病、呕吐、腹泻
尿红细胞（RBC）	阴性（-）	阳性提示可能泌尿道结石、肿瘤、肾炎尿路感染等
尿液颜色	浅黄色至深黄色	黄绿色、白色、血红色等其他颜色应结合其他检验结果及临床症状判断其临床意义

第三节　粪便检查

粪便（feces）是食物在体内经消化的最终产物。粪便检测对了解消化道及通向肠道的肝、胆、胰腺等器官有无病变，间接地判断胃肠、胰腺、肝胆系统的功能状况有重要价值。

一、一般性状检查

粪便标本首先要肉眼观察，通常根据粪便性状即能做出初步诊断。

1.量

正常人每天排便1次，约为100～300g，随食物种类、进食量及消化器官功能状态而异。

2.颜色与性状

正常成人的粪便排出时为黄褐色圆柱形软便，婴儿粪便为黄色或金黄色糊状便。病理情况可见如下改变：

（1）鲜血便

见于直肠息肉、直肠癌、肛裂及痔疮等。痔疮时常在排便之后有鲜血滴落，而其他疾患则鲜血附着于粪便表面。

（2）柏油样便

稀薄、黏稠、漆黑、发亮的黑色粪便形似柏油，称柏油样便，见于各种原因所致的上消化道出血。服用活性炭、铋剂等之后也可排出黑便，但无光泽且隐血试验阴性。若食用较多动物血、肝或口服铁剂等也可使粪便呈黑色，隐血试验亦可阳性，应注意鉴别。

（3）白陶土样便

见于各种原因引起的胆管阻塞患者。

（4）脓性及脓血便

当肠道下段有病变，如痢疾、溃疡性结肠炎、局限性肠炎、结肠或直肠癌时常表现为脓性及脓血便，脓或血的多少取决于炎症类型及其程度，阿米巴痢疾以血为主，血中带脓，呈暗红色稀果酱样；细菌性痢疾则以黏液及脓为主，脓中带血。

（5）米泔样便

粪便呈白色淘米水样，内含有黏液片块，量大、稀水样，见于重症霍乱、副霍乱患者。

（6）黏液便

正常粪便中的少量黏液与粪便均匀混合而不易察觉。小肠炎症时增多的黏液均匀地混于粪便中；大肠病变时因粪便已逐渐形成，黏液不易与粪便混合；来自直肠的黏液则附着于粪便的表面。单纯黏液便的黏液无色透明，稍黏稠，脓性黏液便则呈黄白色不透明，见于各类肠炎、细菌性痢疾、阿米巴痢疾等。

（7）稀糊状或水样便

见于各种感染性和非感染性腹泻。小儿肠炎时粪便呈绿色稀糊状。肠炎时粪便呈绿色稀糊状。大量黄绿色稀汁样便（3000mL或更多）并含有膜状物见于假膜性肠炎。艾滋病患者伴发肠道隐孢子虫感染时，可排出大量稀水样粪便。副溶血性弧菌食物中毒时，排出洗肉水样便。出血坏死性肠炎时排出红豆汤样便。

（8）细条样便

排出细条样或扁片状粪便，提示直肠狭窄，多见于直肠癌。

（9）乳凝块

乳儿粪便中见有黄白色乳凝块，亦可见蛋花汤样便，常见于婴儿消化不良、婴儿腹泻。

3.气味

正常粪便有臭味是因含蛋白质分解产物，如吲哚、粪臭素、硫醇、硫化氢等，肉食者味重，素食者味轻。患慢性肠炎、胰腺疾病、结肠或直肠癌溃烂时有恶臭。阿米巴肠炎粪便呈血腥臭味。脂肪及糖类消化或吸收不良时粪便呈酸臭味。

4.寄生虫体

蛔虫、蛲虫及绦虫等较大虫体或其片段肉眼即可分辨，钩虫虫体需将粪便冲洗过筛方可见到。服驱虫剂后应查粪便中有无虫体，驱绦虫后应仔细寻找其头节。

5.结石

粪便中可见到胆石、胰石、胃石、肠石等，最重要且最常见的是胆石，常见于应用排石药物或碎石术后。

二、显微镜检查

在显微镜下观察粪便中的有形成分，有助于消化系统各种疾病的诊断，因此，粪便的显微镜检查是粪便常规检测的重要手段。

1.细胞

（1）白细胞

正常粪便中不见或偶见。肠道炎症时增多，其数量多少与炎症轻重及部位有关。小肠炎症时白细胞数量一般≤15／HP。细菌性痢疾时，可见大量白细胞、脓细胞或小吞噬细胞。过敏性肠炎、肠道寄生虫病时可见较多嗜酸性粒细胞。

（2）红细胞

正常粪便中无红细胞。当下消化道出血、痢疾、溃疡性结肠炎、结肠和直肠癌时，粪便中可见到红细胞。细菌性痢疾时红细胞少于白细胞，散在分布，形态正常。阿米巴痢疾时红细胞多于白细胞，多成堆出现并有残碎现象。

（3）巨噬细胞

巨噬细胞为一种吞噬较大异物的单核细胞，含有吞噬颗粒及细胞碎屑，见于细菌性痢疾和溃疡性结肠炎。

（4）肠黏膜上皮细胞

正常粪便中见不到，结肠炎、假膜性肠炎时可见增多。

（5）肿瘤细胞

取乙状结肠癌、直肠癌患者的血性粪便及时涂片染色，可能发现成堆的肿瘤细胞。

2.食物残渣

正常粪便中的食物残渣是已消化的无定形细小颗粒，仅可偶见淀粉颗粒和脂肪小滴等。腹泻者的粪便中易见到淀粉颗粒，慢性胰腺炎、胰腺功能不全时增多。在急、慢性胰腺炎及胰头癌或因肠蠕动亢进、腹泻、消化不良综合征等时，脂肪小滴增多。在胃蛋白酶缺乏时粪便中较多出现结缔组织。肠蠕动亢进，腹泻时，肌肉纤维、植物细胞及植物纤维增多。

3.寄生虫和寄生虫卵

肠道寄生虫病时，从粪便中能见到相应的病原体，主要包括阿米巴（如溶组织内阿米巴）、鞭毛虫（蓝氏贾第鞭毛虫、肠滴虫等）、孢子虫（隐孢子虫）和纤毛虫（结肠小袋纤毛虫）几类单细胞寄生虫；蠕虫，包括吸虫（如血吸虫等）、绦虫（猪肉绦虫）、线虫（似蚓蛔线虫）等成虫虫体或虫卵。

三、化学检查

1.隐血试验

消化道少量出血，红细胞被分解破坏以至显微镜下不能被发现，故称为隐血（OB）。血红蛋白中的含铁血红素有催化过氧化物分解的作用，能催化试剂中的过氧化氢分解、释放新生态氧，氧化色原物质而显色。显色的深浅与血红蛋白的含量呈正相关。正常人便OB阴性，当消化道疾病引起出血时，如消化道溃疡、胃肠道肿瘤、炎症等，便OB呈阳性，甚至强阳性。但此试验应排除食物或药物因素所致假阳性，必要时可禁食动物内脏、血、瘦肉及绿叶菜3天后复查。多次粪便OB检查阳性，应警惕胃肠道肿瘤的可能。

隐血试验对消化道出血鉴别诊断有一定意义，消化性溃疡时，阳性率为40%～70%，呈间歇阳性；消化道恶性肿瘤，如胃癌、结肠癌时，阳性率可达95%，呈持续性阳性；急性胃黏膜病变、肠结核、克罗恩（Crohn）病、溃疡性结肠炎、钩虫病及流行性出血热等时，OB均常为阳性。

2.粪胆素定性试验

检查粪便中是否存在粪胆素（又称尿胆素）。粪胆素能与汞结合成红色化合物，红色深浅与粪胆素含量成正比。正常粪便呈阳性反应（红色）；溶血性贫血时呈强阳性；胆总管梗阻时呈阴性反应（不显红色）。

3.粪胆原：正常人为阴性。

四、细菌学检查

粪便中细菌极多，占干重的1/3，多属正常菌群。大肠杆菌、厌氧菌和肠道球菌是成人粪便中的主要菌群，产气杆菌、变形杆菌、绿脓杆菌多为过路菌，此外，还有少量芽孢菌和酵母菌。上述细菌出现均无临床意义。肠道致病菌检测主要通过粪便直接涂片镜检和细菌培养。怀疑为伪膜性肠炎时，粪便涂片革兰染色镜检可见革兰阴性杆菌减少或消失，而葡萄球菌、念珠菌或厌氧性难辨芽孢梭菌增多。疑为霍乱、副霍乱时，取粪便于生理盐水中做悬滴试验，可见鱼群穿梭样运动活泼的弧菌。某些腹泻患者稀汁样粪便涂片可见人体酵母菌，酷似白细胞或原虫包囊，鉴别二者可用蒸馏水代替生理盐水做粪便涂片，此时人体酵母菌迅速破坏消失，而白细胞或原虫包囊则不能被破坏。疑为肠结核或小儿肺结核不能自行咳痰者，可行粪便抗酸染色涂片查找分枝杆菌。若能进行粪便培养则更有助于确诊及菌种鉴定。

五、临床应用

1.肠道感染性疾病

粪便检测是急、慢性腹泻患者必做的实验室检测项目，诸如肠炎、细菌性痢疾、阿米巴痢疾、霍乱、假膜性肠炎、肠伤寒等，除一般性状观察外，粪便涂片及培养有确立诊断及鉴别诊断价值。

2.肠道寄生虫病

如蛔虫病、钩虫病、鞭虫病、蛲虫病、姜片虫病、绦虫病、血吸虫病等，可根据粪便涂片找到相应虫卵而确定诊断。

3.消化吸收功能过筛试验

慢性腹泻患者常规的粪便镜检，若有较多淀粉颗粒、脂肪小滴或肌肉纤维等，常提示为慢性胰腺炎等胰腺外分泌功能不全，可进一步应用放射性核素技术，做脂肪消化吸收试验、蛋白质消化吸收试验或糖类消化吸收试验。

4.消化道肿瘤过筛试验

粪便隐血持续阳性常提示为胃肠道的恶性肿瘤；间歇阳性，提示为其他原因所致的消化道出血。可进一步做内镜检查或胃肠X射线钡餐（剂）摄片。粪便涂片找到癌细胞可确诊为结肠癌、直肠癌。

5.黄疸的鉴别诊断

阻塞性黄疸，粪便为白陶土色，粪胆原定性试验阴性。定量检测所得值低于参考区间低限；溶血性黄疸，粪便为深黄色，粪胆原定性试验阳性，定量检测所得值超出参考区间上限。

第四节　凝血功能检查

凝血功能是指使血液由流动状态变成不能流动的凝胶状态的一种能力，实质就是血浆中的可溶性纤维蛋白原转变不溶性的纤维蛋白的功能。狭义上是指机体在血管受损时所具有的由凝血因子按照一定顺序相继激活而生成凝血酶最终使纤维蛋白原变成纤维蛋白而促使血液凝固的能力。广义上的凝血功能还包括血小板的活性等。

凝血过程可分为凝血酶原酶复合物（也称为凝血酶原激活复合物）的形成、凝血酶的形成和纤维蛋白的生成三个基本步骤。

凝血功能检查可以在术前了解患者有无凝血功能的异常，有效防止在术中及术后出现出血不止等意外情况，从而获得最佳的手术效果。患者住院做手术前，医生总会对患者先进行凝血功能的检测（如凝血4项等），目的是在术前了解患者的止血功能有无缺陷，以事先有所准备，防止术中大出血的发生。

凝血功能检查主要包括血浆凝血酶原时间（PT）及由PT计算得到的PT活动度、国际标准化比值（INR），纤维蛋白原（FIB），活化部分凝血活酶时间（APTT）和血浆凝血酶时间（TT）等。

一、血浆凝血酶原时间（PT）测定

PT是检测外源性凝血因子有无缺陷的敏感的筛检试验，也是监测口服抗凝剂用量有效的检测指标，主要是反映外源性凝血系统功能。

1.PT延长

PT超过正常对照3S以上或PTR超过参考区间范围即为延长。主要见于：①先天性FII、FV、FVII、FX减低及纤维蛋白原缺乏（Fg≤500mg/L），或无纤维蛋白原血症、异常纤维蛋白原血症。②获得性凝血因子缺乏，如弥散性血管内凝血（PT是弥散性血管内凝血实验室筛检诊断标准之一）、原发性纤溶亢进症、肝病阻塞性黄疸和维生素K缺乏、血循环抗凝物质增多等。用双香豆素治疗（注意药物如氨基水杨酸、头孢菌素等可增强口服抗凝药的药效，而巴比妥盐、苯妥因钠等可减弱口服抗凝药物的药效）时，FII、FV、FVII、FX浓度低于正常人水平40%，PT即延长。PT对FVII、FX缺乏的灵敏度比对FI、FII缺乏要高，但对肝素的灵敏度不如APTT试验。

2. PT缩短

①先天性FV增多。②弥散性血管内凝血早期（高凝状态）。③口服避孕药、其他血栓前状态及血栓性疾病（凝血因子和血小板活性增高、血管损伤等均为血栓形成的基础）。

3.口服抗凝药的监测

临床上，常将INR为2～4时作为口服抗凝剂治疗时抗凝浓度的适用范围。当INR大于4.5时，如纤维蛋白水平和血小板数仍正常，则提示抗凝过度，应减低或停止用药。当INR低于4.5而同时伴有纤维蛋白原和（或）血小板减低时，则可能是弥散性血管内凝血或肝病等所致，也应减少或停止口服抗凝剂。口服抗凝剂达有效剂量时的INR值：预防深静脉血栓形成为1.5～2.5，治疗静脉血栓形成、肺栓塞、心脏瓣膜病为2.0～3.0，治疗动脉血栓栓塞、心脏机械瓣膜置换、复发性系统性栓塞症为3.0～4.5。

二、活化部分凝血活酶时间测定

活化部分凝血活酶时间（activated partial thromboplastin time,APTT）测定是内源性凝血因子缺乏最可靠的筛选试验。APTT的长短反映了血浆中内源凝血系统凝血因子（XII、XI、IX、Ⅷ）、共同途径中FII、F I、FV、和FX的水平。虽然，APTT测定的基本临床意义与凝血时间相同，但灵敏度高。目前所用的大多数APTT测定方法，可检出低于正常水平15%～30%血浆凝血因子的异常。APTT对FⅧ和FIX缺乏的灵敏度比对FXI、F XII和共同途径中的凝血因子缺乏的灵敏度高。必须注意的是，单一因子（如因子FⅧ）活性增高就可使APTT缩短，其结果则可能掩盖其他凝血因子缺乏的情况。

1.APTT延长

APTT结果超过正常对照10s以上即为延长。主要用于发现轻型的血友病，可检出FⅧ活性低于15%的血友病甲（hemophilia A），对FⅧ超过30%和血友病携带者灵敏度欠佳。在中、轻度FXII、FIX、FXI缺乏时，APTT可正常。APTT延长也见于血友病乙（hemophilia B）、FXI和FXII缺乏症；血中抗凝物如凝血因子抑制物、狼疮抗凝物、华法林或肝素水平增高，FII、FI、FV及FX缺乏，但灵敏度略差：也见于其他疾病如肝病、弥散性血管内凝血、大量输入库存血等。

2.APTT缩短

见于弥散性血管内凝血早期、血栓前状态及血栓性疾病。

3.监测肝素治疗

APTT对血浆肝素的浓度很为敏感，是目前广泛应用的实验室监测指标。此时，要注意APTT测定结果必须与肝素治疗范围的血浆浓度呈线性关系，否则不宜使用。一般在肝素治疗期间，APTT维持在正常对照的1.5～3.0倍为宜。

三、凝血酶时间测定

凝血酶时间（thrombin time,TT）是在血浆中加入凝血酶溶液后，血浆出现凝固所需的时间。凝血酶时间主要取决于纤维蛋白原的浓度，同时也受抗凝血酶物质的影响。肝素或类肝素物质增多、低（无）纤维蛋白原血症、异常纤维蛋白原血症、纤维蛋白（原）降解产物（FDP）均可使TT延长，故TT可作为抗凝、凝血及纤溶几方面的筛选试验之一。

TT测定主要用于检测低（无）纤维蛋白原和异常纤维蛋白原血症以及是否发生纤溶、存在抗凝物的情况。延长见于低（无）纤维蛋白原血症（纤维蛋白原低于1000mg/L）、遗传性或获得性异常纤维蛋白原血症、血FDP增高（弥散性血管内凝血）、血中存在肝素和类肝素物质（如肝素治疗、系统性红斑狼疮和肝脏疾病）。TT对肝素、水蛭素（hirudin）非常敏感。但TT测定不能区别继发性纤溶

（如弥散性血管内凝血）和原发性纤溶症。

凝血检测项目繁多，大体上分为过筛试验和确证试验两部分。从方法学上又分为功能测定、免疫测定和化学测定三大类。功能测定，即传统的最终以出现纤维蛋白为判断依据的方法，如PT、APTT、TT，以及用各种乏因子血浆测定某一凝血因子含量的方法等。这些方法虽然古老，但目前在国内外仍是不可代替的方法。当前用于常规工作的各种型号的自动化凝血仪的主要功能也属此类。以往，大量凝血检测试剂由各凝血实验室自行制备，难以达到规定的质量标准和全国、全球标准化，以及实行有效的室内、室间质量控制。为此，WHO和ICSH的血栓和止血委员会（IC-TH）制定了一些标准，或提供少数统一的标准品供各国校准各种试剂和方法。目前国内凝血检测已逐步用各种型号的全自动或半自动血凝仪测定，也有质量较高的商品试剂供应，使用者应根据有关说明书操作。

第五节　血液流变学检查

血液流变学是研究血液流动状态、血液的凝固性质、血液粘滞度及血液中有形成分流动和变形的学科。血液中的各种成分，尤其是红细胞的聚集能力、变形能力等，都影响血液粘度。当血液粘度变大时，血流速度变慢，也就最容易发生血栓性疾病。反之，粘度较小，血流速度较快，就不容易发生心肌梗死、脑梗死等血栓性疾病。

一、血液流变学检查

血液流变学是通过八项指标来反映血液的浓稠性、黏滞性、血浆黏滞性、血细胞聚集性和血细胞的凝固性。它们既是独立的指标，又存在着相互影响的关系。各指标的原理和意义如下。

1.血液浓稠性

红细胞压积反映血液中血细胞与血浆间的比例。

意义：红细胞压积增高，则表示血液浓而黏，除脑血管病外还见于红细胞增多症；红细胞压积降低，则表示血液较稀，全血黏度也相应下降，意味着机体有失血或贫血。

2.血液黏滞性

黏度是流动性的倒数，即黏滞性愈大，流动性愈差；黏滞性愈小，流动性愈好。

3.全血黏度

全血黏度因红细胞压积的改变而改变，一般来说红细胞压积高的，全血黏度高。

意义：全血黏度增高提示红细胞压积或血浆黏度增高，红细胞聚集性增高，红细胞变形能力或弹性差，血管壁硬化毛糙。它的增高常见于脑血管病、红细胞增多症、冠心病、糖尿病、高血压、慢性支气管炎、脉管炎、肺心病、结缔组织疾病活动期、链状血红蛋白症、白血病等。

4.全血还原黏度

全血还原黏度反映了单位血细胞压积产生增比黏度的能力。

意义：同全血黏度。

5.血浆黏度

血浆黏度反映体内生物大分子（纤维蛋白原、球蛋白、血脂）对血细胞黏度的影响。

意义：增高，除脑血管病外主要见于巨球蛋白血症、白血病。其他意义同全血黏度。

6.血细胞的聚集性

红细胞电泳时间：时间愈短则表明红细胞表面电荷多，红细胞间愈处于分散状态，聚集性减少；反之，若时间愈长反映其表面电荷愈少，则红细胞愈趋向聚集状态，使红细胞之间互成串状、堆状，使全血黏度增大。

意义：电泳时间延长常见于脑血管病、冠心病、动脉硬化、骨髓病、红斑狼疮、高脂血症等。

7.血沉

血沉与血浆比重、黏度、红细胞间聚集力有关。

血沉方程K值：因血沉受到红细胞压积的影响较大，红细胞压积高者，血沉多正常，红细胞压积低者，多为血沉快。故可通过公式计算得出排除红细胞压积影响的血沉K值。

意义：增快见于各种炎症、组织损伤及坏死、心肌梗死、恶性肿瘤、重度贫血等。

8.血液凝固性

纤维蛋白原浓度增加与血浆黏度增加呈正比关系。血液凝固时，纤维蛋白原聚合成纤维蛋白聚合物，在纤维蛋白内部之间有“搭桥”现象，在动脉血栓形成中起重要作用。

二、血液流变学检查的意义

1.预报脑血管病

研究证明，血流变学异常是脑血管病的发病先兆之一。经观察，有些老年高血压病人，当血液流变学指标由正常转化为多项和极度异常时，不久即发生脑血管病或心肌梗塞。上海市中风预报协作组对355例40岁以上的脑血管病患者，开展了脑血管病预报的观察随访和防治。对他们进行了包括血液流变学在内的各项检查。血液流变学有一项以上异常者225人，占63%，明显异常即八项中三项异常者69例，占19.4%，经对异常者采取各种降低血粘度的预防性治疗措施，其有效率达90%，并经一年观察无一例发生脑血管病。上海邮电医院对208例脑血管病患者进行全面的预防，凡血流变异常者均采取预防性治疗，经5年观察与不采取预防措施的另一组207例对照，结果预防组7例发生脑血管病，对照组有21例发生脑血管病，两组有明显差别。显然，对血液流变学检查提示有先兆异常者进行治疗，是脑血管病预报和预防的有效方法。经对脑血管病的患者进行血液流变学的普查，发现高血压病人明显异常者占27.4%，冠心病28.7%，糖尿病30%，高脂血症30.1%，肥胖者29.7%，一过性脑缺血发作60%，这些异常都可作为脑血管病先兆的危险率，是可以作为脑血管病预报项目的。当然，如果经过血液流变学的预测结果是正常的，也不能完全排除没有发生脑血管病的可能性，应结合其他因素综合分析，绝不能把血液流变学检查指标作为预报脑血管病的唯一根据。

当正常人出现头晕、头昏沉、胸闷、气短、健忘、易疲劳等症状时，应进行血液流变学检查。心血管疾病、周围血管病、血液病、肿瘤等疾病的患者也应该注意定时检查血液流变指标。正常情况下，高粘血症、冠心病、脑血管病患者即使是在病情稳定期，也应至少每2–3个月复查血流变，同时应进行血脂、血压、血糖等心脑血管病相关检查。

2.诊断和治疗脑血管病

临床和实验资料表明，血液流变学异常是出血性脑血管病和缺血性脑血管病共同的病理基础，并与其严重程度密切相关。长期高血压导致动脉壁内膜受损，纤维素性坏死和玻璃样改变，管壁粥样硬化，以至形成粟粒状脑动脉瘤。一旦动脉内压力骤升，超过血管壁的耐受性时，就会导致破裂出血。而血脂升高，血粘度增高，血流缓慢，红细胞变形能力降低，以及血小板、纤维蛋白原等诸因素的参与，又易形成梗塞。由此可见，血液流变学异常，可以导致双向性转化。出血和梗塞是同一病理形态下的两种发展结果，有相同的密切相关的病因和病理基础，血流变学异常，血脂增高，血液的凝滞性增强等是主要的危险因素。

另外，鉴于血液流变学异常对脑血管病的影响，而降低血液粘度治疗，已为临床医生所推崇。例如血液稀释法、血浆置换法以及应用低分子右旋糖酐、蛇毒制剂等药物，降低红细胞聚集性；应用抗栓丸、脑益嗪等增强红细胞变形能力；应用阿斯匹林、潘生丁等降低血小板聚集性等措施，已在临床上取得一定疗效。

第六节　早孕和妇科相关检查

早孕检查，一般在确定怀孕之后，10周过后进行B超。因为做B超会对胎儿有影响，所以不能常做。怀孕之后最好少做B超，除了有必要，一般在怀孕期间做B超不要超过三次。如果在妊娠期发现有异常的情况，如怀疑胎儿畸形、胎儿发育过大或过小、羊水过多或过少、胎盘有异常、妊娠过期等，可以做B超。

一、检测项目

1.妇科窥器检查

妇科窥器检查可以了解阴道、宫颈情况，排除孕妇的生殖器官发育异常，为宝宝顺利出生提供通道；观察阴道黏膜是否充血，阴道分泌物的颜色、量是否正常，是否有异味；看宫颈是否糜烂、有没有宫颈息肉存在；特别是早早孕期间出血时，观察出血的原因是否与阴道、宫颈有关，为治疗提供依据。

2.白带检查

白带检查了解阴道内是否有滴虫、霉菌存在，必要时还要进行衣原体、支原体、淋球菌检查。若存在以上微生物，容易引起上行性感染，影响胚胎发育，诱发流产。

3.宫颈刮片检查

由于孕期血容量增加，血供丰富，如果宫颈发生肿瘤，及时治疗可以提高生存率。所以此项检查的目的主要是了解宫颈表皮细胞的形态，排除宫颈肿瘤的发生。当然，宫颈刮片检查是较初级的检查方法，产生疑点时可以进一步做阴道镜检查或宫颈活检病理切片检查明确诊断。

4.妇科三合诊检查

妇科三合诊检查的目的是了解子宫大小是否与停经月份相符合，胚胎是否正常发育。当出现子宫大小与停经月份不相吻合时，需要B超检查，以排除子宫肌瘤、子宫发育异常和胚胎发育异常等情况。若存在子宫肌瘤，需要估计肌瘤的大小、生长部位和是否影响胚胎生长发育而需要及时终止妊娠，并尽可能地估计肌瘤的性质。同时，医生检查的内容还包括双侧附件是否正常，当卵巢增大时，需要鉴别是妊娠引起的功能性增大，还是器质性增大。若是功能性增大，怀孕三个月后会自然消退，若是良性器质性增大，要尽可能在怀孕三个月后手术，以减小流产率。

5.超声检查

停经40天和60天分别做超声检查，了解胚囊种植部位和胚芽发育情况。怀孕4个月后做产科登记检查，按照产科要求进行超声随访。

6.其他检查

其他检查根据自身情况选择。若患有心、肝、肾、甲状腺等疾病，需要请内科医生会诊，了解继续妊娠是否会增大危险。若反复自然流产，早早孕期间夫妇双方的全面检查更是十分必要的。

二、早孕检查的方法

1.基础体温测定

这是最简便易行的方法。每天早晨醒后卧床测量体温，这时的体温称为基础体温。一般排卵前体温在36.5℃以下，排卵后孕激素升高，作用于体温中枢，使体温上升0.3～0.5℃。如卵子未能受精，则约一周后孕激素下降，体温恢复正常；若已妊娠，则孕激素保持高水平不变，使体温亦保持高水平。基础体温中的高温曲线现象持续18天以上，一般可以肯定早期妊娠。

2.妊娠试验

妊娠试验可最早诊断出妊娠。当受精卵植入子宫后，孕妇体内就产生一种新的激素，称为绒毛膜促性腺激素，它的作用是有利于维持妊娠。这种激素，在受孕后10天左右就可以从尿中检验出来。通常女性使用的早早孕试纸，又叫“金标法尿HCG早早孕测定试纸”，目前绝大多数医院也是用这种方式检查女性是否妊娠，它的准确性可以达到95%以上。由于是定性的方法，也就是说只是给出阳性、阴性的结果，而不能给出准确的数值。

因此，在用于判断其他疾病方面用定量检测血清HCG来代替。同时检测者可能是取随机尿液检测，就有可能在妊娠早期出现假阴性的结果，另外一些与HCG有相同或相适片断的激素可能会与尿试纸条上的抗体结合而造成假阳性，如黄体生成素（LH）、某些前列腺素、某些激素类避孕药等。

3.早孕检查的时间

早孕的检查时间分为三段：

（1）第一次检查时间是在孕20～24周，此时的检查可确定怀的是单胎还是多胎，并可测量胎儿的发育情况等。

（2）第二次检查时间安排在孕24～28周。此时的检查目的是对胎儿的位置等做进一步的了解，为产前筛查的系统B超。

（3）最后一次是在孕37周以后，此时的目的是确定胎位、胎儿大小、羊水情况、有无脐带缠颈等，进行临产前的最后评估以确定分娩方式等。

4.早孕检查的意义

孕期的头3个月称为孕早期，这个阶段孕妇的身心变化很大，诊断、处理是否正确，对宝宝的生长发育和孕妇能否顺利度过妊娠期和分娩起着关键的作用。近年来，随着围产医学的发展，孕早期检验的重要性逐渐被人们重视。

孕早期检查一般要在停经40天左右进行第一次检查。医生要询问病史，进行妇科检查，确定妊娠。必要时还要通过产前咨询和遗传咨询，判断孕妇能否继续怀孕。孕早期检查能够确定子宫的大小与停经时间是否相符，从而了解到胚胎的发育情况，并且可以发现生殖器官的异常及妇科疾病等。

孕早期检查的另一个内容是做血液、尿液等化验检查，以便早日发现影响妊娠的各种疾病。

确诊怀孕后，自怀孕3个月起应每月检查一次，直至怀孕6个月。检查内容包括测血压、量体重及子宫底高度、听胎心，必要时复查血、尿、白带等。

如果经检查，确信怀孕会给孕妇带来生命危险，或发现宝宝有较严重的先天性畸形，应该及早终止妊娠。

第七节　分泌物检查

一、前列腺常规检查

前列腺属于性腺之一，分泌前列腺液。前列腺液是精液的组成成分之一。正常情况下较为稀薄，呈无色或淡乳白色，有蛋白光泽，呈弱酸性，pH值在6.3～6.5范围。炎症严重时可变浓厚，色泽变黄或呈淡红色，混浊，或含絮状物，并有黏丝。前列腺常规检查一般指前列腺理学检查和显微镜检查。前列腺液显微镜检查的主要目的是观察有无细胞、卵磷脂小体数量和滴虫、精子、肿瘤细胞（需染色检查）、淀粉样体以及有无细菌。

1.参考区间

正常前列腺液镜下可见大量卵磷脂小体，分布均匀，白细胞0～2个/HP，可见少量来自前列腺的上皮细胞和尿道上皮细胞，有时可见淀粉样小体，老年人较多见；偶可见精子。

2.临床意义

当前列腺有轻度炎症时，前列腺液外观无明显改变，炎症较重时可呈不同程度的脓性或脓血性，前列腺液浓稠、色黄、混浊或含絮状物。前列腺癌时，前列腺液常呈不同程度的血性。轻度前列腺炎时镜检可见白细胞增多，常超过10个/HP，可成堆出现，上皮细胞增多，卵磷脂小体减少；炎症较重时镜下可见大量白细胞及上皮细胞，还可见到不同数量的红细胞，卵磷脂小体明显减少；阴囊炎、前列腺癌时，前列腺液中可见大量红细胞；滴虫性前列腺炎时可见滴虫。

二、阴道分泌物检查

阴道分泌物是由女性生殖系统，主要是由阴道分泌的一种液体，也称白带。留取阴道分泌物检查通常应该清洗外阴部以后，由医生或护士为患者采取标本。阴道分泌物一般可进行涂片检查。

1.正常

白带呈白色、糊状，没有气味，与雌激素水平有关。

（1）近排卵期，清澈透明，稀薄似蛋清，量多；

（2）排卵期2～3 d后，混浊黏稠，量减少；

（3）经前，量增加；

（4）妊娠期，量较多；

（5）绝经期后，减少。

阴道分泌物镜检是利用显微镜对阴道分泌物湿片和染色涂片进行检查，观察其清洁度和有无特殊细菌及细胞等。

2.异常

（1）脓性白带：白带色黄或黄绿，如脓样，有臭味，一般由感染造成，常见于滴虫性阴道炎、慢性宫颈炎、阴道炎、子宫内膜炎等。

（2）无色透明黏液性白带：外观与排卵期的正常白带相似，量多，常见于应用雌激素类药物后。

（3）血性白带：白带如染血，应警惕宫颈癌、宫体癌等恶性肿瘤。宫颈息肉、重度慢性宫颈炎、宫内节育器、老年性阴道炎、黏膜下子宫肌瘤等良性病变也会有此症状。

（4）豆腐渣样白带：是霉菌性阴道炎的特征。

（5）黄水样白带：多由于病变组织坏死所致，常见于子宫颈癌、黏膜下子宫肌瘤、输卵管癌等。

（6）脓血样白带：为阿米巴性阴道炎的特征。

（7）灰白色奶油样：为阴道加德纳菌感染的特征。

3.白带常规的检查项目

（1）pH值

青春期后由于卵巢性激素的刺激，使黏膜上皮细胞内含有丰富的动物淀粉，经阴道杆菌分解作用后变成乳酸，以致阴道内分泌物呈弱酸性，可防止致病菌在阴道内繁殖，这是阴道的自净作用。化验时常用pH值来表示酸碱度，正常时pH为4.5，患有滴虫性或细菌性阴道炎时白带的pH值上升，可大于5。

（2）阴道清洁度

阴道清洁度可分为4级，见表4-4。

表4-4：阴道清洁度判断标准

清洁度	阴道杆菌	球菌	上皮细胞	脓细胞或白细胞
Ⅰ	++++	–	++++	0～5个/HP
Ⅱ	++	–	++	5～15个/HP
Ⅲ	–	++	–	15～30个/HP
Ⅳ	–	++++	–	＞30个/HP

其中：Ⅰ～Ⅱ为正常。Ⅲ～Ⅳ为异常，可能为阴道炎，同时常可发现病原菌、真菌、阴道滴虫等，做清洁度检查时应同时做滴虫、真菌检查。

（3）霉菌与滴虫

白带经过处理后在显微镜下可以根据其形态发现有无滴虫或霉菌，如存在滴虫或霉菌不论其数量多寡均用“+”来表示，“+”这一符号只说明该妇女感染了滴虫或霉菌，并不说明其感染的严重程度。

（4）胺试验

患细菌性阴道病的白带可发出鱼腥味，它是由存在于白带中的胺通过氢氧化钾碱化后挥发出来所致。

（5）线索细胞

线索细胞是指细菌性阴道炎患者有许多杆菌凝聚在阴道上皮细胞边缘，在悬滴涂片中见到阴道上皮细胞边缘呈颗粒状或点面状致使模糊不清者即为线索细胞，它是细菌性阴道病的最敏感、最特异的体征。细菌性阴道病（BV）是主要由阴道加德纳菌、各种厌氧菌及支原体等引起的混合感染。其临床诊断标准为：①阴道分泌物稀薄均匀。②分泌物pH大于4.5。③胺试验阳性。④线索细胞阳性。凡有线索细胞再加其他2条，细菌性阴道病的诊断即成立。

4.临床意义

本检查主要用于女性生殖系统疾病的诊断。

（1）通过阴道分泌物检查可以判断阴道有无炎症，还可以进一步确认炎症的原因。当清洁度达到Ⅲ或Ⅳ度时，多数情况下可诊断为阴道炎症，如细菌性阴道炎、滴虫性阴道炎、真菌性阴道炎等，对炎症的治疗提供直接的依据。单纯清洁度增高多见于非特异性阴道炎。此外正常女性在排卵前期清洁度好，在卵巢功能不足时，如行经期和绝经期，清洁度差。

（2）在检查中如发现有阴道滴虫时，可诊断为滴虫性阴道炎或滴虫感染。

当发现有阴道真菌时可作为霉菌性阴道炎的诊断依据。此外阴道涂片经特殊染色后检查还可发现淋球菌、葡萄球菌、大肠杆菌、链球菌、枯草杆菌、类白喉杆菌等，为诊断相关的疾病提供依据。

（3）阴道分泌物真菌检查阳性多见于真菌阴道炎，诊断以找到真菌为依据，阴道真菌多为白假丝酵母菌，它平时可寄生在阴道内，当阴道抵抗力减低或局部环境改变时可迅速繁殖，易引起真菌性阴道炎，并可通过性交传染。常见于糖尿病患者、孕妇、大量使用广谱抗生素或肾上腺皮质激素造成阴道菌群紊乱者。长期口服避孕药（超过1年）或长期使用含葡萄糖溶液维持营养的患者也易感染。此外，维生素B缺乏、免疫机制减弱或使用免疫抑制剂者，也易发生阴道真菌感染。

三、精液常规检查

根据世界卫生组织所规定的正常精液标准，判断精液是否正常可以从以下几个方面进行分析：①精液量；②颜色；③酸碱度；④液化时间；⑤黏稠度；⑥精子计数；⑦精子形态；⑧精子活动力；⑨精子存活率；⑩白细胞。

精液常规检查包括一般性状检查和显微镜检查。

1.一般性状检查

（1）量：正常人一次排精1.5-6mL。精液的排出量与排精间隔时间长短有关。精液量过多>6mL时，可因腺垂体促性腺激素的分泌亢进，使雄激素的水平升高所致，也可见于禁欲时间过长者。精液量过多也可造成精子密度偏低导致不育。若禁欲5-7d，精液量<1.5mL，则视为精液减少，常见于精囊腺和前列腺的病变，特别是结核性病变。精液量减至数滴甚至不排出，称为无精症，常见于生殖系统结核、非特异性炎症、睾丸发育不良、内分泌疾病等。

（2）颜色和透明度：正常刚射出的精液呈乳白色或灰白色，液化后呈半透明乳白色，久未排精者可呈淡黄色。鲜红色或暗红色的血精见于生殖系统炎症、结核和肿瘤，黄色脓样精液见于精囊炎或前列腺炎。

（3）黏稠度和液化：正常新鲜的精液排出后数秒呈黏稠胶冻状，在精液中纤溶酶的作用下30分钟后开始液化。如果黏稠度降低呈米汤样，可能是精子数量减少，见于生殖系统炎症，精液不凝固见于精囊阻塞或损伤；如果精液1h后不液化，可能是由于炎症破坏纤溶酶所致，如前列腺炎，精子不液化可以抑制精子活动力而影响受孕。

（4）酸碱度（pH）：正常精液呈弱碱性（pH7.2–8.0），以利于中和酸性的阴道分泌物，pH小于7或大于8都能影响精子的活动和代谢，不利于受孕。

2.显微镜检查

（1）精子存活率：排精后30–60分钟，正常精子存活率应为80–90%，精子存活率降低是导致不育的重要原因之一。死精子超过50%，即可诊断为死精子症（可能与附属性腺炎症和附睾炎有关）。

（2）精子活动力：指精子活动状态，也是指活动精子的质量。世界卫生组织（WHO）推荐将精子活动力分为4级：

Ⅲ级——精子活动好，运动迅速，直线向前运动；

Ⅱ级——精子活动较好，运动速度尚可，游动方向不定，呈直线或非直线运动，带有回旋；

Ⅰ级——精子运动不良，运动迟缓，原地打转或抖动，向前运动能力差；

0级——死精子，精子完全不活动。

正常精子活动力应在Ⅱ级以上。若≥40%的精子活动不良（0极和I级），常是导致男性不育的重要原因。精子活动力低，主要见于精索静脉曲张、泌尿生殖系统非特异性感染，应用某些药物如抗疟药、雄激素等所致。

临床意义：精液少于1.5mL，离体后30分钟不液化或液化不完全，有活动力的精子少于40%或精子活动不良，精子数在0.6亿/mL以下，正常形态精子不足80%者都可能导致不育。精液量少常见于精囊和前列腺疾病；无精子或精子过少常见于生殖系统结核及非特异性炎症，如腮腺炎并发睾丸炎、睾丸发育不良等；精液中出现大量白细胞，常见于精囊炎、前列腺炎或结核；精液中有大量红细胞，常见于精囊结核及前列腺癌。

第八节　肝功能及三系统检查

肝功能检查是通过各种生化试验方法检测与肝脏功能代谢有关的各项指标，以反映肝脏功能基本状况。由于肝脏功能多样，所以肝功能检查方法很多。具体做哪项检查，应结合病史和症状选择一组或其中几项检查，以有助于肝功能的诊断及评价。

一、肝功能检查项目

（一）基本项目

1.反映肝实质损害的指标

主要包括丙氨酸氨基转移酶（ALT）、天门冬氨酸氨基转移酶（AST）等，其中ALT是最常用的敏感指标，1%的肝细胞发生坏死时，血清ALT水平即可升高1倍。AST持续升高，数值超过ALT往往提示肝实质损害严重，是慢性化程度加重的标志。

2.反映胆红素代谢及胆汁淤积的指标

主要包括总胆红素（TBIL）、直接胆红素（DBIL）、间接胆红素（IBIL）、尿胆红素（BIL）、尿胆原（URO）、血胆汁酸（TBA）、γ-谷氨酰转肽酶（γ-GT）及碱性磷酸酶（ALP）等。肝细胞变性坏死、胆红素代谢障碍或者肝内胆汁淤积时，可以出现上述指标升高。溶血性黄疸时，可以出现间接胆红素升高。

3.反映肝脏合成功能的指标

主要包括白蛋白、前白蛋白、胆碱酯酶及凝血酶原时间和活动度等，长期白蛋白、胆碱酯酶降低，凝血酶原活动度下降，补充维生素K不能纠正时，说明正常肝细胞逐渐减少，肝细胞合成蛋白、凝血因子功能差，肝脏储备功能减退，预后不良。

4.反映肝纤维化的指标

主要包括Ⅲ型前胶原（PⅢP）、Ⅳ型胶原透明质酸（HA）、层粘连蛋白（LN）等，这些指标可以协助诊断肝纤维化和早期肝硬化。

5.反映肝脏凝血功能的指标

肝脏能合成凝血因子Ⅲ及离子钙以外的全部凝血因子，在维持正常凝血机能中起重要作用。肝病患者的凝血因子合成均减少，临床可出现牙龈、鼻黏膜出血，皮肤瘀斑，严重者可出现消化道出血。一般情况下，最早出现、减少最多的是因子Ⅶ，其次是因子Ⅱ和X，最后出现、减少最少的是因子V。

（1）凝血酶原时间（PT）

正常值为11～13 s，较正常对照延长3s以上有意义。急性肝炎及轻型慢性肝炎时PT正常，严重肝细胞坏死及肝硬化病人PT明显延长。PT是反映肝细胞损害程度及判断预后较敏感的指标。

（2）凝血酶原活动度（PTA）

正常值为80%～100%，其临床意义同PT。

（3）肝促凝血活酶试验（HPT）

HPT是测定肝脏储备功能的方法之一，能敏感而可靠地反映肝损害所造成的凝血因子Ⅱ、Ⅶ、X合成障碍。临床检测表明，急性肝炎、慢性活动型肝炎、肝硬化和亚急性重型肝炎病人在病程的各个阶段，其HPT降低。病情越重，HPT越低。当肝病发展到肝细胞功能衰竭时，其HPT均显著下降，一般多低于0.5。若HPT逐渐依次恢复，则预后良好。

（二）肝功能检查最新项目

近期有关部门新增五项肝功能检查项目，具体如下：

1.甘胆酸（CG）

当肝细胞受损或胆汁淤滞时，血液中CG含量就明显增高，反映肝细胞的损害比目前临床上常用的ALT等更敏感，能早期发现轻度肝损害，对区别慢性肝炎肝功能严重程度有帮助。

2.铁蛋白（SF）

SF在肝内合成并储存，肝细胞炎症反应可使SF合成增加，肝细胞变性坏死可使SF释人血中，SF上升程度与肝细胞受损轻重呈平行关系，但在严重低蛋白血症、缺铁性贫血时可明显降低。

3.前白蛋白（PA）

PA对早期发现重症肝炎及慢性肝损害有一定意义。病愈重值愈低。

4.转铁蛋白（TF）

TF是肝脏合成的一种糖蛋白，主要功能是转运铁。急性肝炎时TF升高，慢性肝炎、肝硬化时则TF可降低。其他多种感染时TF降低，而缺铁性贫血和妊娠末期TF升高。

5.胆汁酸（TBA）

TBA是肝排泄的主要有机阴离子，其代谢情况主要受肝脏控制，当肝功能损害时，其升高往往比胆红素早而明显，因此能更敏感地反映肝损害。

二、肝功能检查的意义

因为肝脏是人体最大的实质性器官，担负着多样的生理功能。当各种原因引起肝细胞损害时，可引起肝细胞内各种物质代谢的异常，导致血液中与肝脏有关的代谢产物和酶含量改变。

肝脏的生理功能极为复杂，因此肝功能检查种类繁多，肝功能检查在于探测肝脏有无疾病、肝脏损害程度以及查明肝病原因、判断预后和鉴别发生黄疸的病因等。常选择几种有代表性的指标了解肝功能，如蛋白质代谢功能试验、胆红素代谢功能试验、肝脏染料排泄试验以及各种血清酶检查，包括胆红素、白蛋白、球蛋白、转氨酶、胆红素、血氨、凝血酶时间等：但是肝功能检查也不是万能的，有一定局限性。首先，肝功能检查的敏感程度有一定限度，而且肝脏代偿储备能力很强，因此，肝功能检查结果正常不一定没有肝病。另外，肝功能检查中的有些指标缺乏特异性，所以肝功能异常也不一定就是有肝病。此外，血清酶的活性是一项很重要的评判标准，但它不反映肝脏功能，酶的指标只是对肝细胞完整性的估计。肝功能的检查对肝脏疾病，如肝炎、肝硬化等疾病的判断极为敏感和重要。当有这些病变时，首先影响到肝脏的代谢功能、免疫功能、合成功能等，使得这些极其敏感的指标在肝功能检查中体现出来。同时肝功能检查也有一定局限性，肝功能检查只能作为诊断肝胆系统疾病的一种辅助手段。在对肝功能检查的结果进行评价时，必须结合临床症状全面考虑，避免片面性及主观性。

总之，肝功能检查只能作为诊断肝胆系统疾病的一种辅助手段，要对疾病做出正确诊断，还必须结合病史、体格检查及影像学检查等，全面地综合分析，定期进行肝功能检查十分必要。

三、肝功能检查结果参考区间及结果分析

表4-5：肝功能检查结果参考区间

化验项目	结果单位	参考区间
谷丙转氨酶（ALT）	U/L	0～40
谷草转氨酶（AST）	U/L	0～40
谷氨酰转肽酶（γ-GT）	U/L	0～50
血清白蛋白（ALB）	g/L	36.0～55.0
直接胆红素（DBIL）	μmol/L	0.1～6.8
总胆红素（TBIL）	μmol/L	5.1～19

血清总蛋白（TP）	g/L	60.0 ~ 83.0
间接胆红素（IBIL）	μ mol/L	3.4 ~ 13.7
球蛋白（GLB）	g/L	25 ~ 45
白蛋白/球蛋白（A/G）		1.2 ~ 2.5

1.引起谷丙转氨酶（ALT）升高的原因

（1）急性和慢性病毒性肝炎；

（2）胆囊炎或胆道疾病（如炎症、结石、息肉、癌症等）；

（3）饮酒引起的肝脏损伤；

（4）药物引起的肝脏损伤；

（5）其他引起ALT异常的因素（脂肪肝、肝癌等）；

（6）病毒性肝炎（乙肝、丙肝、甲肝等）。

2.谷草转氨酶（AST）结果分析

谷草转氨酶（AST）增高≥60 U／L见于心肌梗死急性期、急性肝炎、药物中毒性肝细胞坏死、慢性肝炎活动期，肝硬化活动期、肝癌、心肌炎、肾炎、肌炎。

3.ALT/AST比值的结果分析

AST主要分布于心肌，其次是肝脏、骨骼肌和肾脏等组织中。由于大约80%的AST存在于线粒体内，所以对肝细胞损伤的敏感度不如ALT，升高的幅度也不如ALT大，但如果AST大幅度升高则意味着肝细胞损伤比较严重。因此，在临床上往往把ALT/AST的比值作为一个诊断指标和病情监测指标来看。

4.γ谷氨酰转肽酶（γ-GT）的结果分析

γ-GT主要来自肝胆系统，因此，它主要是肝胆疾病的监测项目。

（1）肝脏炎症：γ-GT轻度和中度增高。

（2）肝胆其他疾病：肝癌、肝阻塞性黄疸、胆汁性肝硬化、胆管炎、胆囊息肉、胆结石、胰腺炎、胰头癌、胆道癌等时，γ-GT明显升高。

（3）长期或大量饮酒，也会导致该酶的升高。

（4）长期接受某些药物如苯巴比妥、苯妥英钠、安替比林，口服避孕药等也会使γ-GT升高。

5.胆红素的结果分析

胆红素是血液中衰老红细胞分解和破坏的产物。它分为总胆红素、直接胆红素、间接胆红素三种。因此，胆红素测定结果有3个方面的作用。

（1）肝细胞受到损伤，如肝炎时，直接胆红素和间接胆红素会明显升高。

（2）胆道疾病，尤其是胆囊结石、胆道息肉、胆囊炎等时，血中直接胆红素显著升高。

（3）溶血性疾病使血液中的胆红素来源增加，肝脏处理不及，造成间接胆红素明显增加。

6.总蛋白、白蛋白、球蛋白的结果分析

血液中蛋白的含量可以反映肝脏功能，如果蛋白质降低就表示肝脏合成功能受损害，是病情比较严重的表现，如慢性活动性肝炎、肝硬化、肝衰竭等。一些非肝脏疾病也可以使血液中蛋白质发生变化，所以分析结果时要注意一些生理性的影响因素。

四、病毒性肝炎检测

病毒性肝炎（viral hepatitis）是由多种不同肝炎病毒引起的一组以肝脏损害为主的传染病，根据病原学诊断，肝炎病毒至少有5种，即甲、乙、丙、丁、戊型肝炎病毒，分别引起甲、乙、丙、丁、戊型病毒性肝炎，即甲型肝炎（hepatitis A）、乙型肝炎（hepatitis B）、丙型肝炎（hepatitis C）、丁型肝炎（hepatitis D）及戊型肝炎（hepatitis E）。还有一种称为庚型病毒性肝炎，较少见。

病毒性肝炎主要通过粪、口、血液或体液传播。临床上以疲乏、食欲减退、肝肿大、肝功能异常为主要表现，部分病例出现黄疸，无症状感染常见。

按病原分类，目前已发现的病毒性肝炎至少可分为甲、乙、丙、丁、戊、庚、TTV七型，其中甲型和戊型主要表现为急性肝炎，乙、丙、丁型主要表现为慢性肝炎并可发展为肝炎肝硬化和肝细胞癌，乙型肝炎病毒、庚型肝炎病毒和TTV病毒的致病性问题目前尚有争议。尽管1993年国际肝炎会议上就已有不少学者报道了乙型肝炎的研究进展，但到目前为止乙型肝炎病毒的分离尚未成功，故不做单独分类。

除了肝炎病毒外，很多其他已知病毒，如巨细胞病毒、EB病毒、黄热病毒、风疹病毒、单纯疱疹病毒、柯萨奇病毒、艾柯（ECHO）病毒等，也可引起肝脏炎症。

1.甲型肝炎病毒（HAV）

HAV是一种RNA病毒，属微小核糖核酸病毒科，是直径约27 nm的球形颗粒，由32个壳微粒组成对称20面体核衣壳，内含线型单股RNA。HAV具有4个主要多肽，即VPl、VP2、VP3、VP4，其中VPl与VP3为构成病毒壳蛋白的主要抗原多肽，诱生中和抗体。HAV在体外抵抗力较强，在-20℃条件下保存数年，其传染性不变，能耐受56° C30分钟的温度及pH3的酸碱度。

2.乙型肝炎病毒（HBV）

HBV是一种DNA病毒，属嗜肝DNA病毒科，是直径42 nm的球形颗粒，又名Dane颗粒，有外壳和核心两部分。外壳厚7~8nm，有表面抗原（HBsAg），核心直径27 nm，含有部分双链、部分单链的环状DNA，DNA聚合酶，核心抗原及e抗原。HBV DNA的基因组约含3200个碱基对。长链的长度固定，有一缺口（nick），此处为DNA聚合酶；短链的长度不定。当HBV复制时，内源性DNA聚合酶修补短链，使之成为完整的双链结构，然后进行转录。HBV DNA的长链有4个开放性读框（ORF），即S区、C区、P区和X区。S区包括前Sl、前S2和S区基因，编码前S1、前S2和S三种外壳蛋白；C区包括前C区，C区基因编码HBcAg蛋白，前C区编码一个信号肽，在组装和分泌病毒颗粒以及在HBeAg的分泌中起重要作用；P基因编码DNA聚合酶；X基因的产物是X蛋白，其功能尚不清楚。HBV DNA的短链不含开放读框，因此不能编码蛋白。乙型肝炎患者血清在电子显微镜下观察可查见3种颗粒：

①直径22 nm的小球形颗粒；

②管状颗粒，长约100~700 nm，宽约22 nm；

③直径为42 nm的大球形颗粒。

小球形颗粒及管状颗粒均为过剩的病毒外壳，含表面抗原，大球形颗粒即病毒颗粒，有实心与空心两种，空心颗粒缺乏核酸。

（1）乙型肝炎表面抗原（HBsAg）和表面抗体（抗-HBs）

HBsAg存在于病毒颗粒的外壳以及小球形颗粒和管状颗粒，于感染后2~12周，丙氨酸转氨酶（ALT）升高前，即可由血内检测到，一般持续4~12周，至恢复期消失，但感染持续者可长期存在。HBsAg无感染性而有抗原性，能刺激机体产生抗-HBs，在HBsAg自血中消失后不久或数星期或数月，可自血中测到抗-HBs，抗-HBs出现后其滴度逐渐上升，并可持续存在多年。抗-HBs对同型感染具有保护作用。近期感染者所产生的抗-HBs属IgM，而长期存在血中的为抗-HBslgG。

（2）乙型肝炎核心抗原（HBcAg）和核心抗体（抗-HBc）

HBcAg主要存在于受感染的肝细胞核内，复制后被释放至胞浆中，由胞浆中形成的HBsAg包裹，装配成完整的病毒颗粒后释放入血。血液中一般不能查到游离的HBcAg。血中的Dane颗粒经去垢剂处理后可以查到其核心部分的HBcAg和DNA聚合酶。

HBV DNA聚合酶存在于Dane颗粒核心内，是一种依赖于DNA的DNA聚合酶，其功能与修补及延伸双链DNA的短链有关。患者血清中HBV DNA聚合酶活性增高常伴有HBV增殖。在急性乙肝的潜伏期内，血清ALT升高之前，血清DNA聚合酶活力即已升高，因此，DNA聚合酶活力测定具有早期诊断意义。急性肝炎患者在发病1个月后若HBV DNA聚合酶活力仍持续升高，是肝炎转为慢性的征兆。

（3）乙型肝炎e抗原（HBeAg）和e抗体（抗-HBe）

HBeAg是以隐蔽形式存在于HBV核心中的一种可溶性蛋白，其编码基因相互重叠，是HBcAg的亚成分。在感染HBV后，HBeAg可与HBsAg同时或稍后出现于血中，其消失则稍早于HBsAg。HBeAg仅存在于HBsAg阳性者的血液中，通常伴有肝内HBV DNA的复制，血中存在较多Dane颗粒和HBV DNA聚合酶活性增高，因此，HBeAg阳性是病毒活动性复制的重要指标，传染性高。

3.丙型肝炎病毒（HCV）

HCV是一种具有脂质外壳的RNA病毒，直径为50～60 nm，其基因组为10 kb单链RNA分子。HCV的基因编码区可分为结构区与非结构区两部分，其非结构区易发生变异。HCV与HBV及HDV无同源性，可能是黄病毒属中分化出来的一种新病毒。本病毒经加热100℃10分钟或60℃10小时或1:1000甲醛37℃96小时可灭活。HCV细胞培养尚未成功，但HCV克隆已获成功。HCV感染者血中的HCV浓度极低，抗体反应弱而晚，血清抗-HCV在感染后平均18周转阳，至肝功能恢复正常时消退，而慢性患者抗-HCV可持续多年。

4.丁型肝炎病毒（HDV）

HDV是一种缺陷的嗜肝单链RNA病毒，需要HBV的辅助才能进行复制，因此，HDV与HBV同时或重叠感染。HDV是直径35～37 nm的小网球状颗粒，其外壳为HBsAg，内部由HDAg和一个1.7 kb的RNA分子组成。HDAg具有较好的抗原特异性。感染HDV后，血液中可出现抗-HDV。目前已知HDV只有一个血清型。HDV有高度的传染性及很强的致病力。HDV感染可直接造成肝细胞损害，实验动物中黑猩猩和美洲旱獭可受染，中国已建立东方旱獭HDV感染实验动物模型。

5.戊型肝炎病毒（HEV）

HEV为直径27～34 nm的小RNA病毒。在氯化铯中不稳定，在蔗糖梯度中的沉降系数为183S。HDV对氯仿敏感，在4℃或-20℃下易被破坏，在镁或锰离子存在下可保持其完整性，在碱性环境中较稳定。HDV存在于潜伏末期及发病初期的患者粪便中。实验动物中恒河猴易感，国产猕猴感染已获成功。

各型肝炎对比见表4-6。

表4-6：各型肝炎对比一览表

肝炎病毒性	病毒大小、性质	潜伏期（周）	传染途径	转成慢性肝炎	爆发性肝炎
HAV	27 nm，单链RNA	2～6	肠道	无	0.1%～0.4%
HBV	43 nm，DNA	4～26	分泌物、血液	5%～10%	<1%
HCV	30～60 nm，单链RNA	2～26	分泌物、血液	>50%	极少
HDV	缺陷型RNA	4～7	分泌物、血液	共同感染<5%,重叠感染80%	共同感染3%～4%，重叠感染7%～10%
HEV	32～34 nm	2～8	肠道	无	合并妊娠20%
HGV	单链RNA	不详	分泌物、血液	不详	不详

注：共同感染（coinfection）：指HDV与HBV同时感染；重叠感染（superinfection）：指在慢性HBV感染的基础上重叠感染HDV。

五、乙肝三系

乙肝三系，三系即三对，乙型肝炎病毒免疫学标志物共3对，即表面抗原（HBsAg）和表面抗体（抗-HBs或HBsAb）、e抗原（HBeAg）和e抗体（抗-HBe或HBeAb）、核心抗原（HBcAg）和核心抗体（抗-HBc或HBcAb）。因为其中乙肝病毒核心抗原这个项目一般实验室常规方法不易检测，且另外五个项目对临床应用已经绰绰有余，所以一般情况下该项目不检测。那么我们日常所说的乙肝三系事实上只有两对半，五个项目。也就是我们通常说的乙肝两对半，或乙肝五项检查。通常化验单上分别用英文代号表示，依次为:HBsAg、HBsAb（抗-HBs）、HBeAg、HBeAb（抗-HBe）、HBcAb（抗-HBc）。

（一）感染标志

1. HBsAg:它是乙型肝炎病毒感染的标志。

2. HBsAb（抗-HBs）:是由HBsAg诱导产生的，被认为是一种保护性抗体，它的出现标志着能对HBV感染产生特异性免疫。

3.HBeAg:是组成乙肝病毒核心的部分，它的出现是乙型肝炎的重要标志，传染性强。

4. HBeAb（抗-HBe），不是保护性抗体，它的出现，表明HBV复制减少，传染性减弱。

5.HBcAb（抗-HBc）,也不是保护性抗体。抗-HBc包括抗-HBcIgM抗体和抗-HBcIgG抗体。抗-HBcIgM抗体出现早，但消失较快，持续时间短，故化验报告单上抗-HBcIgM抗体阳性可作为HBV感染及复制的标志。

参考区间

（1）乙型肝炎病毒表面抗原（HBsAg）阴性

（2）乙型肝炎病毒表面抗体（HBsAb）阴性或阳性

（3）乙型肝炎病毒e抗原（HBeAg）阴性

（4）乙型肝炎病毒e抗体（HBeAb）阴性

（5）乙型肝炎病毒核心抗体（HBcAb）阴性

（二）临床意义

1.HBsAg阳性，即乙肝表面抗原阳性，其他皆为阴性:可为急性乙肝病毒感染潜伏期后期;或为慢性乙肝表面抗原携带者。

2.HBsAg及HBeAg两项阳性，其它三项阴性，即乙肝三系13阳性:见于急性乙肝早期，具极强的传染性。

3.HBsAg、HBeAg、抗-HBc阳性，而抗-HBs及抗-HBe阴性，即乙肝三系135阳性，俗称乙肝大三阳:为急性或慢性乙肝，病毒复制活跃，传染性强。

4.HBsAg、抗-HBe、抗-HBc阳性，而抗-HBs、抗-HBe阴性，即乙肝三系145阳性，俗称乙肝小三阳:为急性或慢性乙肝，但传染性较弱。

5.抗-HBc阳性，其它四项阴性者，即乙肝三系5阳性:为HBcAg隐性携带者或窗口期，或具有乙肝病毒既往感染史。

6.抗-HBe、抗-HBc阳性，其它三项阴性者，即乙肝三系45阳性:为急性乙肝恢复期或有既往感染乙肝史。

7.抗-HBs、抗-HBe、抗-HBc阳性，另二项阴性者，即乙肝三系245阳性:为乙肝恢复期，已有免疫力。

8.抗-HBs阳性，其余四项阴性者，为乙肝感染后康复，或为乙肝疫苗接种者，已有免疫力。

9.乙肝三系五项指标均为阴性，为非乙肝感染者。

10.HBsAg、抗-HBe阳性，共余三项阴性，即乙肝三系14阳性，为慢性乙肝病毒携带者，或为急性乙肝趋向恢复，易转阴。

11.抗-HBs、抗-HBe阳性，HBsAg、HBeAg、抗-HBc阴性，即乙肝三系24阳性，为乙肝病毒感染后恢复。

12.HBsAg、抗-HBs阳性，其余三项阴性，即乙肝三系12阳性:乙肝亚临床感染早期或不同乙肝病毒亚型第二次感染。

13.除抗-HBs阴性外，余四项皆阳性，即乙肝三系1345阳性:为慢性乙肝病毒感染趋向恢复，或为慢性HBsAg携带者。

14.除HBeAg阴性外，余四项皆阳性，即乙肝三系1245阳性:为亚临床型或非典型性乙肝病毒感染早期。

15.抗-HBs、抗-HBc阳性，其余三项阴性，即乙肝三系25阳性:感染乙肝后已经康复，对乙肝病毒有免疫力。

（三）传播途径.

1.血液传播:极微量的血液进入健康人的皮肤黏膜的破口，就可造成感染。

2.医源性传播:针灸针、口腔器材、内镜等被乙肝病毒污染的医用器材和血源以及血制品，在使用时都有可能传播乙型肝炎病毒。

3.性传播:性传播是乙肝传播的一个主要途径，对于易感人群，应该使用避孕套。

4.垂直传播:垂直传播包括母婴传播，父婴传播以及家族性的感染。垂直传播占乙肝传播的70%以上。

5.其它途径:文身、文眉、文眼线、文唇线、剃须等，可经破损皮肤感染乙肝。

注:乙肝一般不能通过接触转播。

第九节　肾功能检查

肾脏是一个重要的生命器官，其主要功能是生成尿液，以维持体内水、电解质、蛋白质和酸碱等代谢平衡。同时也兼有内分泌功能，如产生肾素、红细胞生成素、活性维生素D等，调节血压、钙磷代谢和红细胞生成。

肾病常用的实验室检测包括以下内容：

1.尿液检测

这是最古老，但至今仍是最常见的检验技术，用于早期筛选、长期随访；方法简便、价格低廉，也是判断肾病严重程度、预后的重要内容。

2.肾功能检测

代表肾脏的最重要的功能，包括：①肾小球滤过功能；②肾小管重吸收、酸化等功能。肾血流量及内分泌功能目前临床应用较少。肾功能检测是判断肾脏疾病严重程度和预测预后、确定疗效、调整某些药物剂量的重要依据，但尚无早期诊断价值。

肾功能检查是研究肾脏功能的实验方法。常用尿液显微镜检查和化学检查以及血液的某些化学检查等指标来衡量肾功能的变化。常用的测定项目有：尿量、尿比重、尿沉渣镜检、尿素氮、肌酐、非蛋白氮定量以及酚红排泄试验等。很多环境污染物，例如铅、汞、镉、铬、砷、烃类溶剂、石油产品等，均可引起肾脏损害，肾功能检查是一项重要的指标。

一、常用检查项目

1.血尿素氮（BUN）

参考区间：正常情况：二乙酰-肟显色法 1.8～6.8mmol/L，尿素酶-钠氏显色法 3.2～6.1mmol/L。

临床意义：增高主要见于急慢性肾炎、重症肾盂肾炎、各种原因所致的急慢性肾功能障碍，心衰、休克、大量内出血、烧伤、失水、肾上腺皮质功能减退症、前列腺肥大、慢性尿路梗阻等。

2.血肌酐（Scr）

参考区间：正常情况：成人，男79.6 ~ 132.6 μ mol/L，女70.7 ~ 106.1 μ mol/L，小儿26.5 ~ 62.0 μ mol/L，全血88.4 ~ 159.1 μ mol/L。

临床意义：增加主要见于肾衰、尿毒症、心衰、巨人症、肢端肥大症、水杨酸盐类治疗等。减少主要见于进行性肌萎缩，白血病，贫血等

3.血尿素

参考区间：正常情况：3.2 ~ 7.0mmol/L。

临床意义：升高表示急慢性肾炎、重症肾盂肾炎、各种原因所致的急慢性肾功能障碍，心衰、休克、烧伤、失水、大量内出血、肾上腺皮质功能减退症、前列腺肥大、慢性尿路梗阻等。

4.血尿酸

参考区间：正常情况：成人，男149 ~ 417 μ mol/L，女89 ~ 357 μ mol/L ≥60岁，男250 ~ 476 μ mol/L，女190 ~ 434 μ mol/L。

临床意义：增加主要见于痛风、急慢性白血病、多发性骨髓瘤、恶性贫血、肾衰、肝衰、红细胞增多症、妊娠反应、剧烈活动及高脂肪餐后等。

5.尿肌酐（Cr）

参考区间：婴儿88 ~ 176 μ mol/（kg · d），儿童44 ~ 352 μ mol/（kg · d），成人7 ~ 8mmol/d。

临床意义：增高主要见于饥饿、发热、急慢性消耗等疾病，剧烈运动后等。减低主要见于肾衰、肌萎缩、贫血、白血病等。

6.尿蛋白

参考区间：定性 阴性

临床意义：正常人每日自尿中排出约40 ~ 80 mg蛋白，上限不超过150mg，其中主要为白蛋白，其次为糖蛋白和糖肽。这些蛋白的0.60（60%）左右来自血浆，其余的来源于肾、泌尿道、前列腺的分泌物和组织分解产物，包括尿酶、激素、抗体及其降解物等。生理性增加：体位性蛋白尿、运动性蛋白尿、发热、情绪激动、过冷过热的气候等。

7.选择性蛋白尿指数（SPI）

参考区间：正常情况：SPI≤0.1表示选择性好；SPI0.1～0.2表示选择性一般；SPI≥0.2表示选择性差。

临床意义：当尿中排出大分子IgG的量少时，表示选择性好。相反，表示选择性差。

8.β2-微球蛋白清除试验

参考区间：23～62μl/min。

临床意义：增高主要见于肾小管损害。本试验是了解肾小管损害程度的可靠指标，特别有助于发现轻型患者。

9.尿素清除率

参考区间：标准清除值 0.7～1.1mL·s^{-1}/1.73 m^2（0.39～0.63mL·s^{-1}/m^2），最大清除值 1.0～1.6ml·s^{-1}/1.73 m^2（0.58～0.91ml·s^{-1}/m^2）。

临床意义：儿童体表面积与成人相差甚大，纠正公式为：最大清除值=1.73/儿童体表面积×实得清除值。

10.血内生肌酐清除率

参考区间：血浆，一般情况下成人 0.80～1.20ml·s^{-1}/m^2；尿液，成人男 0.45～1.32ml·s^{-1}/m^2，女0.85～1.29ml·s^{-1}/m^2 50岁以上，每年下降0.006ml·s^{-1}/m^2。

内生肌酐清除率降至0.5～0.6ml·s^{-1}/m^2（52～63ml/min/1.73 m^2）时为肾小球滤过功能减退，如≤0.3ml·s^{-1}/m^2（31ml/min/1.73 m^2）为肾小球滤过功能严重减退。

注意：在慢性肾炎或其他肾小球病变的晚期，由于肾小管对肌酐的排泌相应增加，使其测定结果较实际高。同样，慢性肾炎肾病患者，由于肾小管基膜通透性增加，更多的内生肌酐从肾小管排出，其测得值也相应增高。

11.尿素氮/肌酐比值（BUN/Cr）

参考区间：正常情况：12:1～20:1

临床意义：增高主要见于肾灌注减少（失水，低血容量性休克，充血性心衰等），尿路阻塞性病变，高蛋白餐，分解代谢亢进状态，肾小球病变，应用糖皮质类固醇激素等。降低主要见于急性肾小管坏死。

12.酚红（酚磺太）排泄试验（PSP）

参考区间：15min0.25～0.51（0.53）；30min0.13～0.24（0.17）；60min0.09～0.17（0.12）；120min0.03～0.10（0.06）；120min总量0.63～0.84（0.70）。

临床意义：肾小管功能损害0.50（50%）时，开始表现有PSP排泄率的下降。 主要见于慢性肾小球肾炎，慢性肾盂肾炎，肾血管硬化症，范可尼综合征，心衰，休克，重症水肿，妊娠后期，尿路梗阻，膀胱排尿功能不全等。

二、结果分析

1.尿量（Vol）

检查尿液量

一般情况下正常成人一昼夜（24小时）排尿1.0～2.0升。但饮水量、运动、出汗、气温皆可影响尿量。一昼夜尿量>2500毫升为多尿，＜400毫升为少尿，＜100毫升或12小时内完全内完全无尿为尿闭，如夜尿量＞500毫升，尿比重≤1.018为夜尿量增多。

2.尿色（Col）

检查尿液颜色

正常尿液为淡黄色至黄褐色。常受饮食、运动、出汗等影响尿崩症、糖尿病等患者多尿时几乎无色；肝细胞性黄疸、阻塞性黄疸时见桔黄色或深黄色，即胆红素尿，但如服用核黄素、复合维生素B、呋喃类药物亦可呈深黄色，应与上述胆红素尿区别；泌尿系统肿瘤、结石、结核或外伤及急性炎症时（如急性膀胱炎）出现血尿，外观呈红色，显微镜下可见大量红细胞，尿中出现大量白细胞、微生物、上皮细胞或有大量非晶形磷酸盐及尿酸盐时呈乳白色。此外还可见酱油色、红葡萄酒色、黑褐色等颜色尿，除外药物影响后，建议去医院进一步检查。

3.透明度（Clr）

检查尿透明度

新鲜尿清澈透明无沉淀。放置一段时间后，可出现絮状沉淀。尤其女性尿液排出时即混浊，往往由于白细胞、上皮细胞、粘液、微生物等引起，需作显微镜检查予以鉴别，少数病人尿中非晶形磷酸盐等析出，亦使尿混浊，则无临床意义。

4.比重（SG）

检查尿液的比重

正常人24小时尿的比重在1.015左右。常在1.010～1.025间波动，因受饮食、运动、出汗等影响。随机尿比重波动范围为1.005～1.030，24小时混合尿比重增高时，见于高热脱水、急性肾小球肾炎、心功能不全。蛋白尿及糖尿病人尿比重亦增高。24小时混合尿比重降低见于尿崩症、慢性肾炎等肾脏浓缩功能减退时。测定任意一次随意尿，尿中无蛋白及糖时，比重≥1.025，表示肾脏浓缩功能正常，比重≤1.005表示肾脏稀释功能正常，如固定在1.010左右，称等张尿。为肾实质受损，肾脏浓缩及稀释功能降低所致。

5.酸碱反应（pH）

检查尿液的酸碱反应

正常新鲜尿多为弱酸性，pH6.0左右，因受食物影响，pH常波动在5.0～8.0之间。在高热、大量出汗、蛋白质分解旺盛时，特别在酸中毒时，尿液酸性增强，pH下降，服用氯化铵、氯化钙、稀盐酸等药物时，尿亦呈酸性。碱中毒时，尿中混有大量脓、血时，服用苏打水等碱性药物时，尿液呈碱性，pH上升。

三、肾功能检测项目的选择和应用

肾有强大的贮备能力，早期肾病病变往往没有或极少有症状和体征，故早期诊断很大程度上依赖于实验室检测。但是，肾功能检测除极少数项目外，多数情况下，缺乏特异性。因此，选择和应用肾功能检测应遵循如下原则：

1.根据临床需要选择必需的项目或项目组合，为临床诊断、病情监测和疗效观察等提供依据。

2.结合临床资料和其他检测，综合分析，做出客观结论。

3.常规检查或健康体检可选用尿干化学检查项目。对于怀疑或已确诊的泌尿系统疾病者，若未将尿沉渣镜检列入常规，应进行尿沉渣检查，以避免漏诊和准确了解病变程度。

4.已确诊患有糖尿病、高血压、系统性红斑狼疮等可导致肾脏病变的全身性疾病者，为尽早发现肾损害，宜选择和应用较敏感的尿微量白蛋白、α1-MG及β2-MG等。

5.为了解肾脏病变的严重程度及肾功能状况，应分别选择和应用肾小球功能试验、肾小管功能试验或球-管功能组合试验。

6.主要累及肾小球，亦可能累及近端肾小管的肾小球肾炎、肾病综合征等，可在内生肌酐清除率、血肌酐、尿素和尿酸，α1-MG、β2-MG等肾小球滤过功能和近端肾小管功能检测项目中选择。必须注意，在反映肾小球滤过功能上，血肌酐、尿酸、尿素只在晚期肾脏疾病或肾脏有较严重损害时才有意义。

7.为了解肾盂肾炎、间质性肾炎、全身性疾病和药物（毒物）所致肾小管病变时，可考虑选用尿液α1-MG、β2-MG及肾小管的稀释-浓缩功能试验。监测肾移植后排斥反应，应动态观察上述指标的变化。

8.急性肾功能衰竭时，应动态检测尿渗量和有关肾小球滤过功能试验；慢性肾衰竭时，除尿常规检查外，可考虑选用肾小球和肾小管功能的组合试验。

另外，急性少尿时鉴别肾前性及肾性少尿对指导治疗和改变预后极为重要。尿浓缩功能和对Na^+重吸收功能等有关指标是重要参数。

第十节　肿瘤标志物检查

肿瘤标志物（Tumor Marker,TM）由肿瘤组织自身产生，可反映肿瘤存在和生长的一类生化物质。它们或不存在于正常成人组织而仅见于胚胎组织，或在肿瘤组织中的含量大大超过在正常组织中的含量，它们的存在或量变可以提示肿瘤的性质，借以了解肿瘤的组织发生、细胞分化、细胞功能，以帮助肿瘤的诊断、分类、预后判断及指导治疗。肿瘤标志物主要有胚胎抗原、糖类抗原、天然自身抗原、细胞角蛋白、肿瘤相关的酶、激素及某些癌基因等。

在肿瘤的研究和临床实践中，早期发现、早期诊断、早期治疗是关键。肿瘤标志物在肿瘤普查、诊断、判断预后和转归、评价治疗疗效和高危人群随访观察等方面都具有较大的实用价值。自20世纪80年代以来，随着应用B淋巴细胞杂交瘤制备肿瘤单克隆抗体技术的不断成熟，出现了大量抗肿瘤的单克隆抗体，并与同时出现且日新月异的免疫学检测技术（RIA、IRMA、ELISA、CLIA、IFA、TRFIA等）相结合，发展了众多的肿瘤标志物检测项目并不断地应用于临床，已成为肿瘤患者的一个重要检查指标。

肿瘤标志物的分类目前尚无公认的统一标准。根据肿瘤标志物本身的化学特性分类为：①肿瘤胚胎性抗原标志物；②糖类抗原标志物；③蛋白类肿瘤标志物；④激素类标志物；⑤酶与同工酶；⑥受体类、病毒性肿瘤相关抗原；⑦基因类标志物等。

随着肿瘤治疗的进步，肿瘤个体化治疗越来越受到人们的重视，肿瘤标志物的研究也越来越深入。如肺癌患者EGFR突变的研究、肿瘤VEGF的研究、大肠癌KRAS突变的研究、胃癌、乳腺癌her-2的研究等等。这些肿瘤基因类的标准物对肿瘤的靶向治疗起到了非常关键的作用。然而由于上述检查受到标本制备和检测仪器等多种条件的限制，难以普遍开展。目前临床上对肿瘤进行筛查、诊断、疗效观察、监测复发以及预后评价仍然以检测血清肿瘤标志物为主，因为这些标志物检测简便易行，且可反复进行检测。

一、肿瘤标志物检测方法

可以从血清学水平、免疫组化检测CEA或P-gp等，也可以用FCM或RT-PCR来检测。

1.血清学水平。除传统的放射免疫分析（RIA）和酶联免疫分析（ELISA）外，目前在国内主要有三类全自动免疫化学分析系统（化学发光免疫分析系统;荧光免疫分析系统和电化学发光免疫分析系统）广泛的应用于临床，对血清肿瘤标记物检测具有快速、准确、半定量。可检测AFP、CEA、CA19-9、CA72-4、CA125、CA15-3、NSE、Cyfra21-1、PSA、f-PSA等。

2.细胞学水平。流式细胞术是利用FCM对细胞和细胞器的结构和某些功能进行定量检测，并利用细胞表面特异性标志对特定细胞亚群进行分析和分选的先进技术方法。检测白血病和淋巴瘤标记物（CD系列）利于诊断和鉴别诊断，用FCM检测恶性肿瘤细胞的P-gp可为临床选择化疗药物提供依据。有研究用FCM检测消化道肿瘤外周血CD44水平发现，CD44能够促进肿瘤的发生、发展及侵袭和转移。

3.电镜。电镜酶细胞化学技术、免疫电镜技术、原位杂交电镜技术。

4.组织学水平。免疫组化和原位分子杂交组化技术是近年发展起来的一新兴边缘学科，它将免疫学技术和分子生物学技术同组织病理学制片方法巧妙结合在一起，在组织细胞原位显示某些化学成分和特定基因片段。

5、生物芯片技术。近年来随着精准医学的推进，生物芯片技术逐步应用于肿瘤的诊断中。主要包括基因芯片、组织芯片和蛋白质芯片。为多标志物联合检测提供了理想的工具。

二、常见血清肿瘤标志物的临床意义

（一）癌胚抗原（CEA）

CEA是临床最常用的肿瘤标志之一。癌胚抗原是1965年Gold和Freedman首先从胎儿及结肠癌组织中发现的。一般情况下，CEA是由胎儿胃肠道上皮组织、胰和肝细胞所合成的。通常在妊娠前6个月内CEA含量增高，出生后血清中含量已很低。分泌CEA的肿瘤大多位于空腔脏器，如消化道、呼吸道等的上皮组织。如大肠癌、胃癌、肺癌、胰腺癌、乳腺癌、卵巢癌等都可见血清CEA水平升高。其中腺癌的CEA常高于其他上皮性癌。

CEA的临床意义：

1.对恶性肿瘤的诊断：许多肿瘤如大肠癌、肺癌、胰腺癌、乳腺癌、卵巢癌等都可见血清CEA水平升高。

2.对恶性肿瘤的预后评估：术前CEA正常，则治愈率高，不易复发。术前CEA升高者，其多有血管、淋巴管、神经周围侵犯和转移，表明预后差。

3.对肿瘤治疗效果及复发的评估：跟踪肺癌术后患者的CEA，发现50%～60%的患者在影像诊断确认复发或治疗后复发之前4周，就可见血清CEA升高。判断结肠癌患者的手术疗效，一般术后1～6周CEA降至正常，若在随访中发现CEA未降低甚至出现增高应高度重视。

4.非肿瘤性的CEA升高：见于吸烟者、溃疡性结肠炎、胰腺炎、结肠息肉、活动性肝病等。但指标一般不会太高。

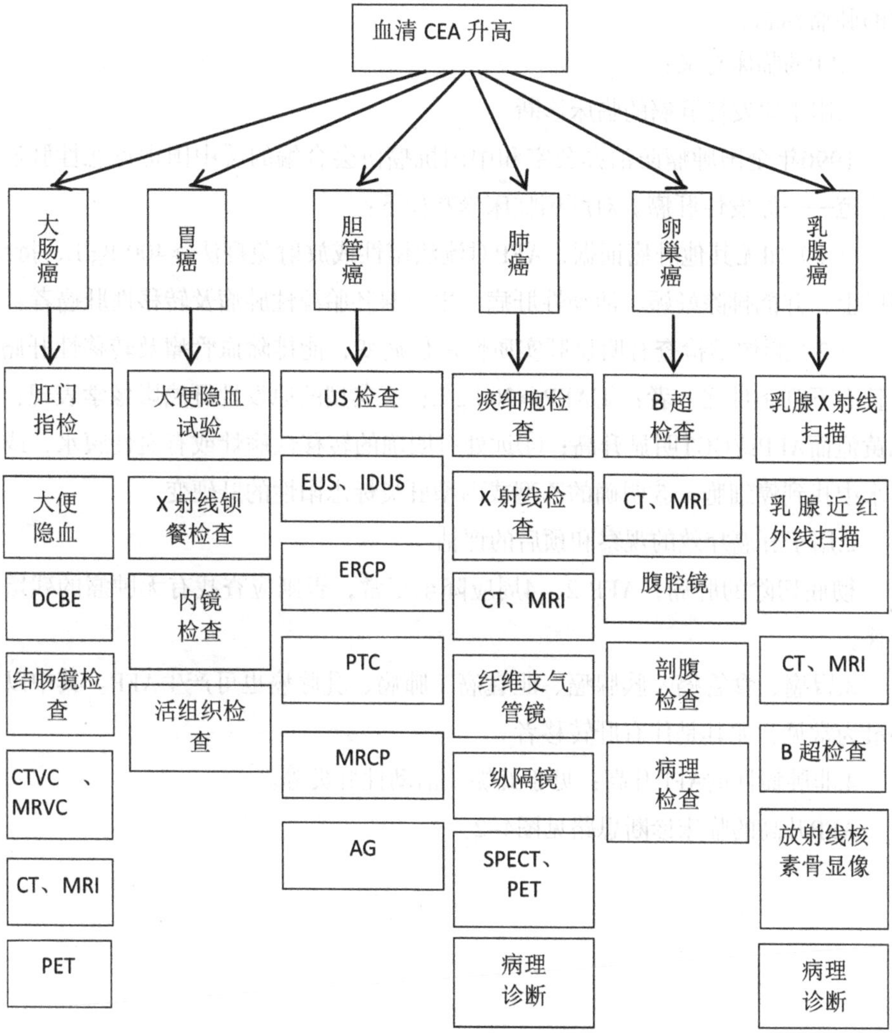

图4-1：CEA升高的临床诊断思路

（二）甲胎蛋白（AFP）

AFP是另一种肿瘤胚胎蛋白。早在20世纪50年代就有学者在胎儿血清中发现AFP，20世纪60年代人们发现患有原发性肝癌的人或动物的血清中也存在甲胎蛋白，之后将这一发现逐渐用于临床诊断肝癌，胚胎期AFP由卵黄囊和肝脏产生，出生一周后消失，孕妇分娩后12天以内母体AFP恢复正常水平。成人肝脏只产生微量AFP，几乎无法测出。AFP是肝细胞癌、卵黄囊瘤、胚胎性癌和生殖细胞肿瘤的肿瘤标志。

AFP的临床意义：

1.用于原发性肝癌的临床诊断

1990年全国肿瘤防治办公室和中国抗癌协会合编的《中国常见恶性肿瘤诊治规范——原发性肝癌》对肝癌临床诊断如下：

（1）如无其他肝癌证据，AFP对流法阳性或放射免疫法≥400 μg/L，持续4周以上，并能排除妊娠、活动性肝病、生殖腺胚胎源性肿瘤及转移性肝癌者。

（2）影像学检查有明显肝实质性占位病变，能排除血管瘤及转移性肝癌，并且有下列条件之一者：①AFP≥200 g/L；②典型的原发性肝癌影像学表现；③无黄疸而AFP或GGT明显升高；④远处有明确的转移性病灶或有血性腹水，或在腹水中找到癌细胞；⑤明确的乙型或丙型肝炎标志阳性的肝硬变。

2.用于肝癌疗效的观察和预后的评估

彻底切除的肝癌，AFP 2～4周应降至正常，否则应查找有无肿瘤的残留或转移。

3.胃癌、食管癌、胰腺癌、胆囊癌、肺癌、乳腺癌也可产生AFP。其中以胃癌最为常见，尤其是伴有肝转移者。

4.非肿瘤性的AFP升高：见于妊娠、活动性肝炎等。

AFP升高的临床诊断思路见图4–2。

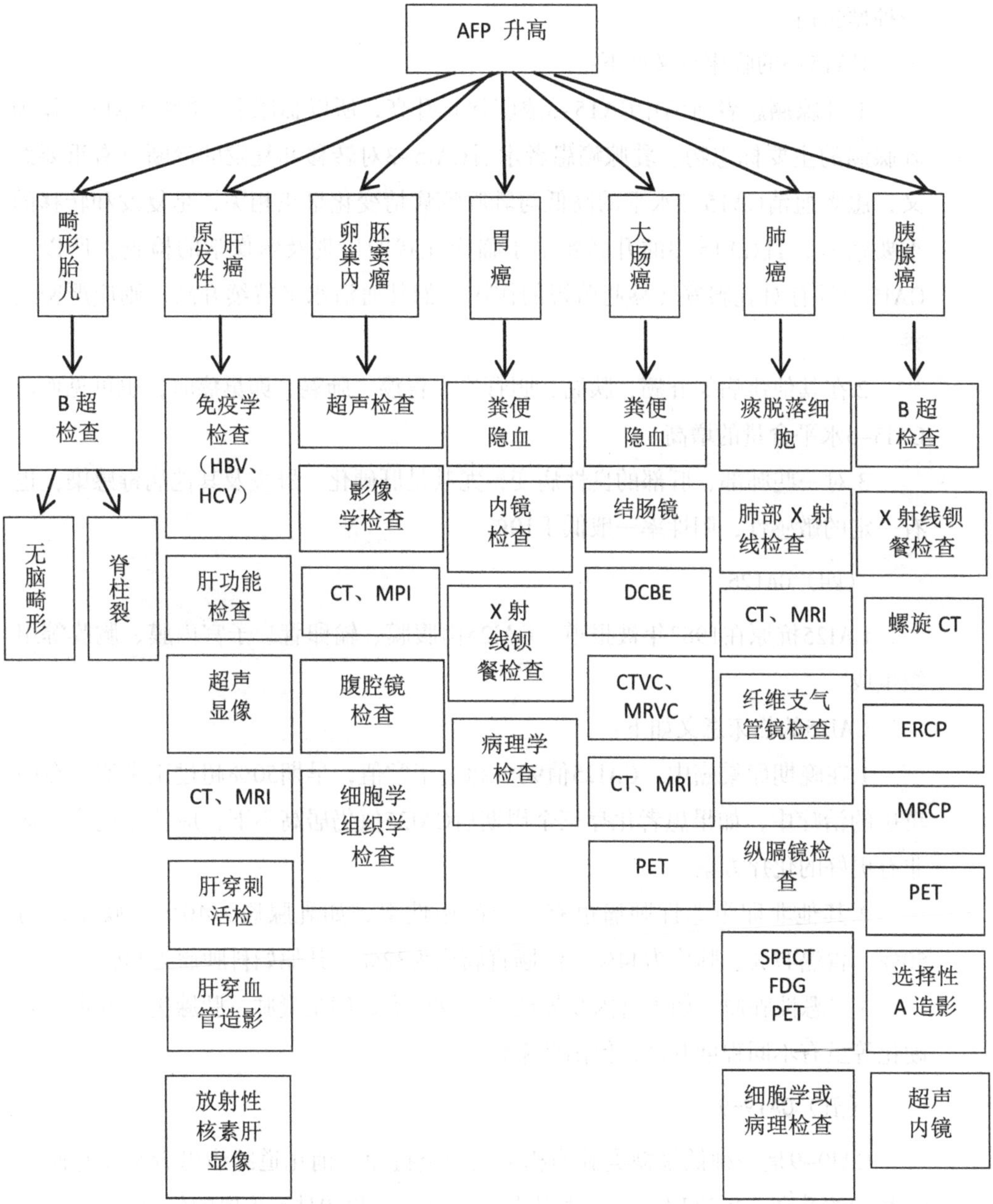

图4-2：AFP升高的临床诊断思路

（三）CA15-3

CA15-3是在1982年和1984年陆续使用了两种单克隆抗体而被发现的。它是一种糖蛋白。

CA15-3的临床意义如下：

1.乳腺癌患者血清中CA15-3浓度常有升高，所以临床上一般把CAl5-3作为乳腺癌的主要标志物。乳腺癌患者术后CAl5-3对转移和复发的诊断具有重要意义，患者血清CA15-3水平的高低与乳腺癌病情变化呈正相关，是复发和转移的重要信号，且CA15-3的升高要早于临床症状的出现及影像学的检查，所以，CAl5-3具有对乳腺癌转移起监视的作用，如其血清水平持续升高，则应严密观察。

2.在其他疾病如肝癌、胰癌、胆管癌、胃癌、肺癌、卵巢癌时，也可见血清CAl5-3水平含量的增高。

3.对一些肺部、肝部的良性病变，尤其是肝硬化、肝炎及其他病毒感染，也有一定的敏感性，阳性率一般低于10%。

（四）CAl25

CAl25抗原在1983年被报道，CAl25由腹膜、输卵管、子宫内膜、胸膜等组织生成。

CAl25的临床意义如下：

1.在晚期卵巢癌中，CAl25值90%超过正常值，早期50%超过正常值。在卵巢癌的治疗中，如果患者化疗三个周期后CAl25值仍居高不下，应停止化疗，除非有更好的化疗方案。

2.其他非卵巢恶性肿瘤也有一定的阳性率，如乳腺癌为40%、胰腺癌为50%、胃癌47%、肺癌为44%、结肠直肠癌为32%、其他妇科肿瘤为43%。

3.非恶性肿瘤，如子宫内膜异位症、盆腔炎、卵巢囊肿、胰腺炎、肝炎、肝硬化等虽有不同程度升高，但阳性率较低。

（五）CAl9-9

CAl9-9是一种低聚糖类肿瘤相关的糖类抗原。消化道肿瘤患者常伴有血清CAl9-9的升高（≥37 U/mL），尤其在胰腺癌中CAl9-9具有重要的价值。

CAl9-9的临床意义：

1.胰腺癌的诊断：大部分胰腺癌患者血清CAl9-9水平明显增高；CAl9-9水平

与肿瘤的分期有关，因此血清中含量的高低提示手术的难易程度；术前CAl9–9水平对预后有一定提示作用，低者预后较好；术后CAl9–9水平降至正常者生存期长于未下降者；肿瘤复发时，CAl9–9可再度升高，并且发生于影像学诊断之前，因此可用于监测肿瘤的复发。

2.CAl9–9在肝胆系统癌（49%）、胃癌（67%）和大肠癌（58%）等也有不同程度的升高。

3.CA19–9在胆囊炎、胰腺炎、阻塞性黄疸等良性疾病中检查的值一般≤100U/ml，但往往是“一过性”的升高。

三、合理选择和应用肿瘤标志物

临床上由于肿瘤的异质性，一种肿瘤可以表达多种肿瘤标志物；一种肿瘤标志物可以在多种肿瘤中表达。另外目前的肿瘤标志物并非肿瘤组织所特有，它们均可在非肿瘤的情况下表达，只不过表达量的不同而已。因此大部分肿瘤标志物对于肿瘤的诊断仅限于辅助诊断价值。但对于确诊的肿瘤患者，肿瘤标志物的检查则具有重要的意义，表现在疗效的观察、复发的监测以及预后的评估。

肿瘤患者肿瘤标志物的选择应当在治疗前进行，如在手术、放疗、化疗之前。根据可能患的肿瘤有针对的选用多种标志物联合检测，避免经验性的检测，以免漏掉最有价值的标志物。如胃癌患者除经常表达CEA、CA19–9外，还有可能表达AFP等。一定要选择手术前或治疗前，血清浓度最高的标志物作为监测指标，必要时多种标志物联合检测。

肿瘤标志物确定之后，建立病人的基础测定值，画一张病人的肿瘤标志物含量的曲线图，这对于判断疗效、监测复发有很大的帮助。治疗期间连续2次测定值上升或下降25%认为有临床价值，但必须排除测定方法引起的误差。第一次测定值升高后，应在2–4周内进行复查。治疗结束后，除定期随访检查外，还应检测肿瘤标志物。一般治疗后6周做第一次测定；头3年内每3个月测定一次；3–5年每半年一次；5–7年每年测定一次。不在治疗时期，若有3次以上连续测定值呈较大幅度的线性升高，应注意肿瘤病症的再发。

第五章　临床检验技术与方法

第一节　血气酸碱分析技术

一、血气酸碱分析技术

（一）血气酸碱分析技术发展概况

血气分析是医学上常用于判断机体是否存在酸碱平衡失调以及缺氧和缺氧程度等的检验手段。20世纪50年代中期，丹麦哥本哈根传染病院检验科主任Astrup与Radiometer公司的工程师合作研制出酸碱平衡仪，其后血气分析仪发展非常迅速，其发展过程大致分三个阶段。

第一阶段：血液pH平衡仪。采用毛细管pH电极，分别测量样品及样品与两种含不同浓度CO_2气体平衡后的pH值，通过计算或查诺模图得到PCO_2、SB、BE、BB等四个参数。代表性产品为：Radiometer公司的AME-1型酸碱平衡仪。

第二阶段：酸碱血气分析仪。1956年Clark发明覆膜极谱电极，1957年Siggard Anderson等改进毛细管pH电极，1967年Severinghous研制出测量PCO_2的气敏电极，奠定了目前所有血气分析仪传感器的基础。随后，采用电极直接测定血液中pH、PCO_2、PO_2的仪器大量涌现，经查表或用特殊计算尺除可获得SB、BE、BB外，还可换算出AB、TCO_2、SBE、SO_2等。

第三阶段：全自动酸碱血气分析仪。20世纪70年代以来计算机技术的发展，微机和集成电路制造技术的提高，使血气分析仪向自动化和智能化方向迈进。仪器可自动校正、自动进样、自动清洗、自动计算并发报告、自动检测故障和报警，甚至可提供临床诊断参考意见。

由于近年来电极没有突破性进展，虽然出现了点状电极和溶液标定等新技术，但因其寿命短、稳定性欠佳而影响了应用，不过血气分析仪产品在系列化、功能提高、增加电解质测量等方面还是取得很大进步。

值得一提的是，在过去的几年里，“接近患者”或“床边检测”观念激发了临床医疗服务机构的极大兴趣，相应的血气电解质分析仪应运而生。这些设备快速提供符合检验标准的结果，有效、可靠和精确，卓有成效地促进了临床医疗服务工作。

（二）血气酸碱分析仪应用的主要机型

1.ABL系列

丹麦Radiometer公司制造的血气分析仪，在20世纪70年代独领风骚，随后才有其他厂家的产品。该系列血气分析仪在国内使用广泛，其中ABL.3是国内使用较多的型号，可认为是代表性产品。近年该公司推出的ABL.4和ABL.500系列带有电解质（钾、钠、氯、钙）测定功能。

2.AVL系列

瑞士AVL公司从20世纪60年代起就开始研制生产血气分析仪，多年来形成自己的系列产品，其中有939型、995型等，以及90年代初推出COMPACT型。代表性产品为995型，有以下特点：

（1）样品用量少，仅需25～40μL。

（2）试剂消耗量少，电极、试剂等消耗品均可互换，电极寿命长。

（3）管路系统较简单，进样口和转换盘系统可与测量室分开，维修、保养方便。

3.CIBA-CORNING系列

美国汽巴-康宁公司在1973年推出第一台自动血气分析仪。早期产品有165、168、170、175、178等型号。近年来生产的200系列，包括238、278、280、288等型号。该公司现被BAYER公司收购，最新的型号是800系列血气分析系统。

4.IL系列

美国实验仪器公司（Instrumentation Laboratory）是世界上生产血气分析仪的主要厂家，早期产品有413、613、8l3等手工操作仪器。20世纪70年代末开始研制的IL-1300系列血气分析仪，因设计灵活，性能良好、可靠而广受欢迎。BG3实际上也属于IL-1300系列。该公司推出的新型血气分析仪有BGEl45、BGEl400等，性能上的改进主要是增加了电解质测定，这是大多数血气分析仪的发展趋势。

5.NOVA系列

NOVA系列血气分析仪是美国NOVA BIOMEDlCAL公司的产品，该公司1981年在中国登记注册为美中互利公司。从20世纪70年代以来该公司积极开发急诊分析仪系列产品，就血气分析仪而论，有SPII -12等型号，多数型号还能随机组合葡萄糖、乳酸、尿素氮、钾、钠、氯、钙等项目,可在一台仪器上利用全血测定所有急诊生化项目。

6.DH系列

DH系列由南京分析仪器厂研制。其技术性能基本与ABL系列相近。该厂的最新型号为DH-1332型,具有强大的数据处理功能，可将指定患者的多次报告进行动态图分析；尤其是其特有的专家诊断系统，可在每次测定后的测试报告上标出测量结果的酸碱平衡区域图，并根据国际通用的临床应用分析得到参考诊断意见。这样，临床医生可不用再对测量数据进行分析，从而可以迅速、有效地进行治疗。

7.医疗点检测用的仪器

医疗点检测（Point-of-care Testing,POCT）或床边检测用的仪器，以便携、小型化为特点。这类仪器分两类：一为手提式、便携的单一用途电极仪器，提供各种检测用途的便携式电极，包括I-STAT型（I-STAT公司）和IRMA型（Diametrics公司）仪器。二为手提式、含有所有必需电极的液体试剂包的仪器,包括GEM系列分析仪（Mallinckrodt Medical公司）和NOVA系列分析仪（NOVA Biomedical公司）。这类利用便携式微电极的仪器能检测电解质、PCO2、PO2、pH、葡萄糖、尿素氮和Hct，仅用少量的未稀释全血样品即可，能为临床提供有效、可靠、精密、准确的结果。其最明显的优点是能快速地从少量的全血中提供生化试验结果。

二、血气酸碱分析技术的临床应用

血液酸碱度的相对恒定是机体进行正常生理活动的基本条件之一。正常人血液中的pH极为稳定，其变化范围很小，即使在疾病过程中，也始终维持在pH7.35～7.45之间。这是因为机体有一整套调节酸碱平衡的机制，通过体液中的缓冲体系及肺、肾等脏器的调节作用来保证体内酸碱度保持相对平衡。疾病严重时，机体内产生或丢失的酸碱超过机体调节能力，或机体酸碱调节机制出现障碍时，容易发生酸碱平衡失调。酸碱平衡紊乱是临床常见的一种症状，各种疾患均有可能出现。

（一）低氧血症

（1）呼吸中枢功能减退。特发性肺泡通气不足综合征、脑炎、脑出血、脑外伤、甲状腺功能减退、CO_2麻醉、麻醉和镇静药过量或中毒。

（2）神经肌肉疾患。颈椎损伤、急性感染性多发性神经根综合征、多发性硬化症、脊髓灰白质炎、重症肌无力、肌萎缩、药物及毒物中毒。

（3）胸廓及横膈疾患。

（4）通气血流比例失调。

（5）肺内分流。

（6）弥散障碍。

（二）低二氧化碳血症

（1）中枢神经系统疾患。

（2）某些肺部疾患。间质性肺纤维化或肺炎、肺梗死，以及呼吸困难综合征、哮喘、左心衰竭时肺部淤血、肺水肿等。

（3）代谢性酸中毒。

（4）特发性过度通气综合征。

（5）高热。

（6）机械过度通气。

（7）其他。如甲亢、严重贫血、肝昏迷、水杨酸盐中毒、缺氧、疼痛刺激等。

（三）高二氧化碳血症

（1）上呼吸道阻塞。气管异物、喉头痉挛或水肿、溺水窒息通气受阻、羊水或其他分泌物堵塞气管、肿瘤压迫等，

（2）肺部疾患。慢性阻塞性肺病、广泛肺结核、大面积肺不张、严重哮喘发作、肺泡肺水肿等。

（3）胸廓、胸膜疾患。严重胸部畸形、胸廓成形术、张力性气胸、大量液气胸等。

（4）神经肌肉疾病。脊髓灰质炎、感染性多发性神经根炎、重症肌无力、进行性肌萎缩等。

（5）呼吸中枢抑制。应用呼吸抑制剂如麻醉剂、止痛剂，中枢神经系统缺血、损伤，特别是脑干伤等病变。

（6）原因不明的高CO_2血症。心肺性肥厚综合征、原发性肺泡通气不足等。

（7）代射性碱中毒。

（8）呼吸机使用不当。

（四）代谢性酸中毒

（1）分解性代谢亢进（高热、感染、休克等）酮症酸中毒、乳酸性酸中毒。

（2）急慢性肾功能衰竭、肾小管性酸中毒、高钾饮食。

（3）服用氯化氨、水杨酸盐、磷酸盐等酸性药物过多。

（4）重度腹泻、肠吸引术、肠胆胰瘘、大面积灼伤、大量血浆渗出。

四、血气酸碱分析技术应用展望

经过50年的发展，血气分析仪已经非常成熟，能满足精确、快速、微量的要求，并且已达到较高的自动化程度。从发展趋势来看，大体上有以下几方面。

1.产品的发展

满足不同级别医疗单位的要求大量采用通用部件，如电极、测量室、电路板、控制软件，生产厂家只需对某一部件或某项功能进行小的改进就可以推出新的型号。如IL的1300系列。也有的厂家采用积木式结构，将不同的部件组合起来成为不同型号。如NOVA SP系列。同一系列的产品功能不同，价格有时相差甚远。因此，用户应根据本单位的实际情况选择合适的型号，不能盲目追求新的型号，造成不必要的浪费。

2.功能不断增强

这些功能的拓展是与计算机技术的发展分不开的，主要体现在两个方面：

（1）向智能化方向发展，自动化程度越来越高

当今的血气分析仪都能自动校正、自动测量、自动清洗、自动计算并输出打印，有的可以自动进样。多数具备自动临测功能（包括电极监测、故障报警

等）。有些仪器在设定时间内无标本测定时会自动转入节省方式运行。

（2）数据处理功能加强

除存储大量的检查报告外，还可将某一患者的多次结果做出动态图进行连续监测。专家诊断系统已在部分仪器上采用，避免了误诊，特别是对于血气分析技术不熟悉的临床医生。通过数据发送，使联网的计算机迅速获取检查报告。

（3）增加检验项目，形成“急诊室系统”

具备电解质检测功能的血气分析仪是今后发展的主流，临床医生可以通过一次检查掌握全面的数据。此外，葡萄糖、尿素氮、肌酐、乳酸、Hct、血氧含量测定也在发展，有的已装备仪器。

（4）免保养技术的广泛使用

目前的血气分析仪基本上采用敏感玻璃膜电极，由于测量室结构复杂，电极需要大量日常维护工作。据估计，电检故障约占仪器总故障的80%左右。采用块状电极，在寿命期内基本不用维护，成为“免维护”或准确说是“少维护”电极，这是今后血气电极发展的主流。

第二节　电解质检测技术

一、电解质检测技术的发展概况

临床实验室电解质检测范围主要是钾、钠、氯、钙、磷、镁等离子，个别时候也需要检测铜、锌等微量元素。更多人接受的说法是，电解质就是指钾、钠、氯和碳酸氢根这些在体液中含量大且对电解质紊乱及酸碱平衡失调起决定作用的离子。

电解质检测最早是化学法，包括钾钠比浊法、钠比色法。除钾、钠外，常规检测多采用化学法，如测氯的硫氰酸汞比色法，测钙的MTB、OCPC、偶氮砷法等。化学法也在发展，如冠醚化合物比色法测定钾、钠。

原子吸收分光光度法是20世纪50年代发展起来的技术，在临床实验室曾被广泛应用于金属阳离子的检测。其原理是被测物质在火焰原子化器中热解离为原子蒸气，即基态原子蒸气，由该物质阴极灯发射的特征光潜线被基态原子蒸气吸收，光吸收量与该物质的浓度成正比。本方法准确度、精密度极高，常作为K、

Na、Ca、Mg、Cu、Zn等的决定性方法或参考方法。但因仪器复杂，技术要求高，做常规试验有困难。

同位素稀释质谱法在20 世纪60年代以后才开始在临床上应用，它是在样品中加入已知量被测物质的同位素，分离后通过质谱仪检测这两种物质的比率计算出其浓度。由于仪器复杂，技术要求更高，一般只用于某些参考实验室，作为检测C1、Ca、Mg等物质的决定性方法。

火焰原子发射光谱法（FAES），简称火焰光度法，自20世纪60年代出现以来，至今仍在普遍应用。这是钾、钠测定的参考方法，其原理是溶液经汽化后在火焰中获得电子生成基态原子K、Na，基态原子在火焰中继续吸收能量生成激发态原子K*和Na*。激发态原子瞬间衰变成基态原子，同时发射出特征性光谱，其光谱强度与K、Na浓度成正比。钾发射光谱在766 nm，钠在589 nm。火焰光度法又分非内标法和内标法两种。后者是以锂或铯作为内标，类似于分光光度法的双波长比色，由于被测物质与参比物质的比例不变，故可避免因空气压力和燃料压力发生变化时引起的检测误差。锂的发射光谱为671 nm，而铯为852 nm。

电量分析法，即库仑滴定法，用于氯的测定。本法是在恒定电流下，以银丝为阳极产生的Ag^+，与标本中的Cl生成不溶性AgCl沉淀，当达到滴定终点时，溶液中出现游离的Ag^+而使电流增大。根据电化学原理，每消耗96487C的电量，从阳极放出1mol的Ag^+，因此在恒定电流下，电极通电时间与产生Ag^+的摩尔数成正比，亦即与标本中Cl浓度成正比。实际测定无需测量电流大小。只需与标准液比较即可换算出标本的Cl浓度。此法高度精密、准确而又不受光学干扰，是美国国家标准局（NBS）指定的参考方法。

离子选择电极（ISE）是20世纪70年代发展起来的技术，至今仍在发展，新的电极不断出现。这是一类化学传感器，其电位与溶液中给定的离子活度的对数呈线性关系。核心在于其敏感膜，如缬氨霉素中性载体膜对K^+有专一性，对K^+的响应速度比Na^+快1000倍；而硅酸锂铝玻璃膜对Na^+的响应速度比K^+快300倍，具有高度的选择性。现可检测大部分电解质的离子，如K^+、Na^+、$C1^-$、Ca^{2+}等。离子选择电极法又分直接法和间接法。前者是指血清不经稀释直接由电极测量，后者是血清经一定离子强度缓冲液稀释后由电极测量。但两者测定的都是溶液中的离子活度。间接ISE法测定的结果与FAES相同。

酶法是20世纪80年代末发展起来的新技术，它是精心设计的一个酶联反应系统，被测离子作为其中的激活剂或成分，反应速度与被测离子浓度成正比。如Cl^-的酶学方法测定原理，是无活性α-淀粉酶（加入高浓度的EDTA络合Ca^{2+}使酶失活）在Cl^-作用下恢复活性，酶活力大小与$C1^-$浓度在一定范围内成正比，通过测定淀粉酶活力而计算出Cl^-浓度。使用酶法测定离子，特异性、精密度、准确度均好，可以在自动生化分析仪上进行，但因对技术要求较高、成本高、试剂有效期短等因素，使其推广应用有一定困难。

二、电解质分析仪的主要型号

目前检测电解质的仪器很多，主要分为以下几种：

（一）火焰光度计

火焰光度计通常由雾化燃烧系统、气路系统、光学系统、信号处理系统、点火装置、光控装置等部分组成。工作原理如下：雾化器将样品变成雾状，然后经混合器、燃烧嘴送入火焰中。样品中的碱金属元素受火焰能量激发，便发出自身特有的光谱。利用光学系统将待测元素的光谱分离出来，由光电检测器转换成电信号，经放大、处理后在显示装置上显示出测量结果。早期的仪器采用直接测定法,20世纪80年代以后生产的机型多采用内标准法，即以锂或铯作为内标准。

现在国内主要应用的机型有：国产的HG3、HG4、6400型等；美国康宁公司的480型；日本分光医疗的FLAME 30C型；丹麦的FLM3型等。这些仪器都具有结构紧凑、操作简单、灵敏度高、样品耗量少等优点，一般都有电子打火装置、火焰监视装置和先进的信号处理系统，技术上比较成熟。更先进的型号具备自动进样、自动稀释、微机控制和处理等功能。

（二）离子选择电极

离子选择电极可自成体系组成电解质分析仪，或作为血气分析仪、自动生化分析仪的配套组件，其中前者又称离子计。两者都是利用离子选择电极测定样品溶液中的离子含量。与其他方法相比，它具有设备简单、操作方便、灵敏度和选择性高、成本低，以及快速、准确、重复性好等优点，特别是它可以做到微量测定，并且可以连续自动测定，因而在现代临床实验室中，基本取代火焰光度计等成为电解质检测的主要仪器。不过，离子计取代火焰光度计，并不是因为后者方法落后，更重要的是出于实验室的安全性考虑，而且离子选择电极还可以安装在大型生化分析仪上进行联合检测。离子计的关键部件是检测电极，当今生产检测电极的厂家为数不多，如CIBA-CORNING、AVL等，各种仪器多使用电极制造。前面提到离子选择电极法有两种，即直接法和间接法，但二者工作原理都是一样的。

直接法：常与血气分析仪配套，或组成专用电解质分析仪。典型的有AVL995型、NOVA SP12型等。

间接法：多数装备在大、中型自动生化分析仪上。典型的有ABBOTT的AEROSET、BECKMAN-COULTER的CX7。部分生化分析仪如HITACHI的7170A则做为可选件，由用户决定是否安装。

（三）自动生化分析仪

20世纪80年代以来，任选分立式自动生化分析仪日趋成熟，精密度、准确度相当高，形成几大系列，如HITACHI的717系列、BECKMAN-COULTER的CX系列、OLYMPUS的U系列等等。而近几年推出的产品速度更高、功能更强，如HITACHI的7600系列、BECKMAN-COULTER的LX、ABBOTT的AEROSET、BAYER的ADVIAl650等。此外，还有许多小型自动生化分析仪，如法国的猎豹等，功能很强，性能也不俗。而酶法、冠醚比色法等方法的发展，使没有配备离子选择电极的自动生化分析仪检测电解质成为现实。

三、电解质分析技术的临床应用

体液平衡是内环境稳定的重要因素，主要是由水、电解质、酸碱平衡决定的。水和电解质的代谢不是独立的，往往继发于其他生理过程紊乱，即水和电解质的正常调节机制被疾病过程打乱，或在疾病过程中水和电解质的丢失或增加超过了调节机制的限度。值得注意的是，临床观察电解质紊乱，还得分别从影响其代谢及其平衡失调后代谢变化的多方面进行检查，如肾功能指标、血浆醛固酮及肾素水平、酸碱平衡指标以及尿酸碱度和电解质浓度，以便综合分析紊乱的原因及对机体代谢失调的影响程度。

（一）钠异常的临床意义

1.低钠血症

（1）胃肠道失钠 幽门梗阻，呕吐，腹泻，胃肠道、胆道、胰腺手术后造瘘、引流等都可因丢失大量消化液而发生缺钠。

（2）尿钠排出增多 见于严重肾盂肾炎、肾小管严重损害、肾上腺皮质功能不全、糖尿病、应用利尿剂治疗等。

（3）皮肤失钠 大量出汗时，如只补充水分而不补充钠；大面积烧伤、创伤．体液及钠从创口大量丢失，亦可引起低血钠。

2.高钠血症

（1）肾上腺皮质功能亢进 如库欣综合征、原发性醛固酮增多症，由于皮质激素的排钾保钠作用，使肾小管对钠的重吸收增加，出现高血钠。

（2）严重脱水 体内水分丢失比钠丢失多时发生高渗性脱水。

（3）中枢性尿崩症 ADH分泌量减少，尿量大增，如供水不足，血钠升高。

（二）钾异常的临床意义

（1）血清钾增高 肾上腺皮质功能减退症、急性或慢性肾功能衰竭、休克、组织挤压伤、重度溶血、口服或注射含钾液过多等。

（2）血清钾降低 严重腹泻、呕吐、肾上腺皮质功能亢进、服用利尿剂、应用胰岛素、钡盐与棉籽油中毒。家族性周期性麻痹发作时血清钾下降，可低至2.5 mmol/L左右，但在发作间歇期血清钾正常。大剂量注射青霉素钠盐时，肾小管会大量失钾。

（三）氯异常的临床意义

1.血清氯化物增高

常见于高钠血症、失水大于失盐、氯化物相对浓度增高；高氯性代谢性酸中毒；过量注射生理盐水等。

2.血清氯化物减低

临床上低氯血症常见。原因有氯化钠的异常丢失或摄入减少，如严重呕吐、腹泻、胃液、胰液或胆汁大量丢失，长期限制氯化钠的摄入，阿狄森病，抗利尿激素分泌增多的稀释性低钠、低氯血症。

四、电解质分析技术的应用展望

最近10年电解质检测技术日趋成熟，但研究基本集中在ISE法和酶法。从目前的趋势看，ISE法仍是各专业厂商的重点发展对象，不断有新电极问世，其技术特点如下。

（一）传统电极的改良及微型化

传统电极指的是玻璃膜电极、离子交换液膜电极、中性载体（液膜）电极、晶膜电极等。经过20多年的改进，产品已非常成熟，特别是K^+、Na^+、Cl^-电极，一般寿命可达半年以上，测试样品1.5万以上，并且对样品的需求量很小，仅需数十微升，有些间接ISE法仅需15μL，就能同时检测K^+、Na^+、Cl^-三种离子。

对传统电极而言，最重要的是延长使用寿命，减少保养步骤甚至做到“免保养”。有的电极，将各电极封装在一起，如ABBOTT的AEROSET采用的复合式电解质电极晶片技术（ICT）。

（二）非传统电极的发展

非传统电极与传统电极的区别在于其原理、结构或者电极本身不同，主要有离子敏感场效应管（IS-FET）、生物敏感场效应管（BSFET）、涂丝电极（CWE）、涂膜电极（CME）、聚合物基质电极（PVC膜电极）、微电极、薄膜电极（TFE）等。这些电极各有特性，如敏感场效应管具有完全固态、结构小型化、仿生等特点；聚合物基质电极简单易制、寿命长；微电极尽管与传统电极作用机制相同，但高度微型化，其敏感元件部分直径可小至0.5μm，能很容易插入生物体甚至细胞膜测定其中的离子浓度；而薄膜电极则是由多层电极材料组合成的薄膜式电极，全固态，干式操作、干式保存。

目前已有部分产品推向市场，以美国i-STAT公司的手掌式血气+电解质分析仪为例，大致能够了解电解质检测技术的最新进展及发展趋势。该仪器使用微流体和生物传感器芯片技术设计的微型传感器，与定标液一起封装在一次性试剂片中，在测试过程中，分析仪自动按试剂片的前方，使一个倒钩插入定标袋中，定标液就流入测量传感器阵列；当定标完成后，分析仪再按一下试剂片的气囊，将定标液推入贮液池，然后将血液样本送入测量传感器阵列。测试完成后，所有的血液和定标液都贮存在试剂片里，可做安全的生物处理。这种独特的技术使仪器做到手掌式大小，真正实现自动定标、免维护、便携，可以通过IR红外传输装置将结果传送至打印机或中心数据处理器中保存。这种一次性试剂片有不同规格，每种规格测试的项目不同，可以根据需要选择。标本需要量少，仅需全血2～3滴，非常适合各种监护室（尤其是新生儿监护室）手术室及急诊室的床边测试，很有发展前景。

其他检测方法也在继续发展，如化学方法的采取冠醚结合后比色测定、酶法测定等，并有相应的产品问世。

第三节　自动化酶免疫分析技术

抗原抗体特异性反应的特性引入到临床实验诊断技术上，已有很长的历史并发挥了重要的作用。除了利用抗原抗体特异性反应的原理进行某种未知物质的定性了解（定性方法）外，应用这一原理进行物质的定量分析在临床应用上已越来越广泛和深入。标记免疫化学分析技术是一类很重要的免疫定量分析技术，酶联免疫吸附测定（enzyme linked immunosorbent assay，ELISA）技术的问世是免疫学定量分析方法的重要标志之一。从ELISA引申出来的一系列标记酶免疫化学分析（简称酶免疫分析，EIA）技术，使标记免疫化学分析技术得以丰富和完善，并得到广泛应用。本节着重介绍ELISA技术的自动化及应用。

一、免疫分析技术的发展

酶免疫分析是利用酶催化反应的特性来进行检测和定量分析免疫反应的。在实践上，首先要让酶标记的抗体或抗原与相应的配体（抗原或抗体）发生反应，然后再加入酶底物。酶催化反应发生后，可通过检测下降的酶底物浓度或升高的酶催化产物浓度来达到检测或定量分析抗原抗体反应的目的。1971年Engvall和Perlmann发表了该方法用于IgG定量测定的文章，使得1966年开始用于抗原定位的酶标抗体技术发展成液体标本中微量物质的测定方法。

（一）酶联免疫吸附剂分析

这是一项广泛应用于临床分析的EIA技术。在这一方法中，一种反应组分非特异性地吸附或以共价键形式结合于固体物的表面，像微量反应板孔的表面、磁颗粒表面或塑料球珠表面。吸附的组分有利于分离结合和游离的标记反应物。ELISA技术可分为双抗体夹心法、间接法和竞争法三类。双抗体夹心法多用于检测抗原，是最广泛应用的ELISA技术，但此法检测的抗原，应至少有两个结合位点，故不能用于检测半抗原物质。间接法是检测抗体最常用的方法，只要更换不同的固体抗原，用一种酶标抗抗体就可检测出各种相应的抗体。竞争法可用于检测抗原和抗体。

（二）倍增性免疫分析技术

酶倍增性免疫分析技术（enzyme multiplied immunoassay technique,EMIT）也是一种广泛应用于临床分析的EIA技术。由于EMIT不需“分离”这一步骤，易于操作，现用于分析各种药物、激素及代谢产物。EMIT易于实现自动化操作。在这一技术，抗待测药物、激素或代谢产物的抗体与底物一起加入被检的患者标本中，让抗原抗体发生结合反应，再加入一定量的酶标记的相应药物、激素或代谢产物作为第二试剂；酶标记物与相应的过量抗体结合，形成抗原抗体复合物，这一结合封闭了酶触底物的活性位点或改变酶的分子构象，从而影响酶的活性。抗原抗体复合物形成引起酶活性的相应改变与患者标本中待测成分的浓度成比例关系。从校准品曲线上即可算出待测成分的浓度。

（三）克隆酶供体免疫分析

克隆酶供体免疫分析（cloned enzyme donor immunoassay,CEDIA）这一分析技术是一项利用基因工程技术设计和发展起来的EIA技术。通过巧妙地操作大肠杆菌（E.Coli）的lac操纵子的Z基因，制备出β-岩藻糖苷酶的无活性片段（酶供体和受体）。这两种片段可自然地装配重组形成有活性的酶，即使是供体片段结合到抗原上也不受影响。但是，当抗体结合到酶供体-抗原交连体时，则会抑制这种装配重组，使有活性的酶不能形成。因此，在酶受体存在的情况下，被检抗原与酶供体-抗原交连体对相应一定量的抗体的竞争便决定了有活性的酶的多少，被检抗原浓度高时，有活性酶形成的抑制便减少，反之便增多。测定酶活性可反映出被检抗原的量。

EIA技术中，有各种各样的酶促反应检测体系。光学比色测定就是一种很普遍的检测。目前使用的比色计，像酶标仪，结构紧密，性能较高，且以多用途、可靠、易于操作及价廉等特点得到用户的青睐。然而，用荧光剂或化学发光剂标记底物或产物的EIA比用光学比色的EIA在灵敏度上更具优势。磷酸伞形花酮是一种不发荧光的底物，在碱性磷酸酶的催化下可转变成高荧光性的伞形花酮，这一酶促反应可用于以碱性磷酸酶做标记酶的EIA定量分析。用碱性磷酸酶做标记酶做化学发光免疫分析时，选择一种名叫adamantyl 1，2-dioxetane aryl phosphate的化学发光剂作为底物可获得很好的灵敏度效果。酶级联反应也已用于EIA技术，其优点是结合了两种酶——标记酶碱性磷酸酶和试剂酶乙酰脱氢酶的放大效应，使检测的灵敏度大大提高。

化学发光ELISA技术作为常用的EIA技术，其自动化的发展已在临床应用上受到重视。目前，国外已有许多公司发展了从样品加样、洗板到最终比色过程全自动化的仪器，以满足临床检验的各种需要。国内已用的仪器主要型号有：意大利STB公司生产的AMP型及BRIO型全自动酶免分析系统、Grifols公司的TRITURUS型（变色龙）全自动酶免分析系统、BioRad公司的Coda型全自动酶免分析系统。另外，还有将加样和酶免分析分开处理的系统，如瑞士的AT型全自动标本处理系统和FAME型酶免分析系统。

二、ELISA技术与自动化

（一）ELISA技术的基本原理

1.双抗体夹心法

双抗体夹心法是检测抗原最常用的方法，可检测患者体液中各种微量抗原物质以及病原体有关的抗原，应用较广。其操作步骤是将特异性抗体包被载体，使形成固相抗体，洗去未结合的抗体和杂质后，加入待测样品，使其中相应抗原与固相抗体呈特异性结合，形成固相抗原抗体复合物，再洗涤除去未结合的物质，继加酶标记抗体，使与固相上的抗原呈特异性结合，经充分洗涤除去未结合的游离酶标记抗体，最后加入相应酶的底物，固相的酶催化底物变成有色产物，颜色反应的程度与同相上抗原的量有关。

用此法检测的抗原应至少有两个结合位点，故不能用以检测半抗原物质。

2.间接法

间接法是检测抗体最常用的方法。其操作步骤是将特异性抗原包被载体，形成固相抗原，洗涤去除未结合的物质后，加待测样品，使其中待测的特异性抗体与固相抗原结合形成固相抗原抗体复合物，再经洗涤后，固相上仅留下特异性抗体，继加酶标记的抗人球蛋白（酶标抗抗体），使与固相复合物中的抗体结合，从而使待测抗体间接地标记上酶。洗涤去除多余的酶标抗抗体后，固相上结合的酶量就代表待测抗体的量。最后加底物显色，其颜色深度可代表待测定抗体量。

本法只要更换不同的固相抗原，用一种酶标抗抗体就可检测出各种相应的抗体。

3.竞争法

竞争法也可用以测定抗原和抗体。以测定抗原为例，受检抗原和酶标记抗原共同竞争结合固相抗体，因此与固相结合的酶标记抗原量与受检抗原量成反比，其操作步骤是将特异性抗体包被载体，形成固相抗体，洗涤去除杂质后，待测孔中同时加待测标本和酶标记抗原，使之与固相抗体反应。如待测标本中含有抗原，则与酶标记抗原共同竞争结合固相抗体。凡待测标本中抗原量较多，酶标记抗原结合的量就越少，洗涤去除游离酶标记物后，加底物显色。结果是不含受检抗原的对照孔，其结合的酶标记抗原最多，颜色最深。对照孔与待测颜色深度之差，代表受检标本中的抗原量。待测孔越淡，标本中待测抗原量越多。

（二）自动化

由于ELISA技术的可操作性强，不需复杂设备，甚至完全手工加样、洗板和肉眼判读结果，便可完成技术操作。近年来，人们的质量控制意识不断加强，要求尽可能做到最低限度地减小系统误差，降低劳动强度，这就需要解决ELISA技术中加样、温育、洗板及判读结果过程的系统误差问题及高效率运作问题，自动化技术应运而生。将ELISA技术的加样、温育、洗板及判读结果过程科学地、有机地、系统地结合，尽可能地减少各环节人为因素的影响，便成为自动化ELISA技术的理论基础。

在自动化ELISA技术中，可以将整个体系分成加样系统、温育系统、洗板系统、判读系统、机械臂系统、液路动力系统及软件控制系统等几种结构，这些系统既相互独立又紧密联系。加样系统包括加样针、条码阅读器、样品盘、试剂架及加样台等构件。加样针有两种，一为有TEFLON涂层的金属针，另一为可更换的一次性加样头（Tip）。有些仪器的加样针只配金属针，无一次性加样头，有些是两种针都配备。加样针的功能主要是加样品及试剂，它靠液路动力系统提供动力，通过注射器的分配器进行精确加样。加样针的数量在各型号仪器上是不同的，有一根的、两根的或多根的。条码阅读器是帮助识别标本的重要装置，目前的仪器均配有此装置。样品盘除了放置标本外，还能放置稀释标本用的稀释管，供不同检测目的使用。试剂架是供放置酶标记试剂、显色液、终止液等试剂用的，有些型号的仪器这一部分是独立的，有些是并在样品盘上。加样台是酶标板放置的平台，有些仪器在台上设置温育装置。让温育在台上进行。整个加样系统由控制软件进行“按部就班”的协调操作。

温育系统主要由加温器及易导热的金属材料板架构成。有些是盒式的，有些是台式的。一般控制温度可在室温至50° C之间。温育时间及温度设置是由控制软件精确调控的。

洗板系统是整个体系的重要组成部分，主要由支持板架、洗液注入针及液体进出管路等组成。洗液注入针一般是8头的。每项洗板的洗板残留量一般控制在5μL以内，最好的设备可控制在2μL内。洗板次数可通过软件控制实现并可更改。

读板系统由光源、激光片、光导纤维、镜片和光电倍增管组成，是对酶促反应最终结果作客观判读的设备。各型号仪器的比色探头配置不一样，有单头的，也有8头的。控制软件通过机械臂和输送轨道将酶标板送入读板器进行自动比色，再将光信号转变成数据信号并回送到软件系统进行分析，最终得出结果。

酶标板的移动靠机械臂或轨道运输系统来完成。机械臂的另一重要功能是移动加样针。机械系统的运动受控于控制软件，其运动非常精确和到位。

三、自动化ELISA技术的临床应用

由于 ELISA技术具有无污染性、操作简便、项目易于开发等优点，加上已实现自动化，已受到临床实验室的重视。在骨代谢状况、糖尿病、药物浓度监测、内分泌学、生殖内分泌学、免疫血液学、肿瘤、感染性疾病、自身免疫病的诊断或监测ELISA技术已占据了较优势的地位。但其与发光免疫技术比较起来，灵敏

度上稍逊色了些。重点介绍以下内容：

1.骨代谢中骨重吸收的指标Crosslaps

Crosslaps是I型胶原中的C端肽交连区的商品名，是最近发展起来的一项反映骨形成和骨重吸收的重要指标。已有报道，在骨质疏松、Paget’s病、代谢性骨病等的患者中，尿中的Crosslaps升高。抑制骨重吸收的药物可导致Crosslaps水平降低。停经后妇女或骨质疏松患者雌激素等治疗可引起这一标记物降低。停经前妇女尿中Crosslaps的浓度一般在5～65 nmol BCE/mmol Cr之间，正常男性为86 nmol BCE/mmol Cr。

2.与糖尿病有关的自身抗体

主要有抗谷氨酸脱羧酶抗体（GAD-Ab）、抗胰岛素自身抗体（IAA）、抗胰岛细胞抗体（ICA）。

3.细胞因子的检测

干扰素（IFN-α、γ、β）、白介素1～10（IL-1～10）、TNF-β_1、TNF-β_2、TNF-α等。

4.肝炎标志物及其他感染指标

甲、乙、丙、丁、戊型肝炎的血清学标志物、艾滋病病毒抗体、EB病毒、巨细胞病毒、风疹病毒、弓形体等。

5.自身免疫抗体

ENA、TGAb、TPOAb等。

四、自动化ELISA技术应用展望

ELISA技术在临床实验室里已是一项重要的应用技术，在病毒性肝炎血清学标志物的检测方面应用最广泛，在肿瘤标志物的检测上也经常用到该技术。但大多数的实验室仍停留在手工操作上，甚至连最基本的酶标仪都没有配备，势必影响到该技术的质量保证。

有人认为ELISA技术已逐步走向退化，可能会逐步退出临床实验室。笔者认为，这是一种不全面的看法。ELISA技术除其自身的优点外，自动化的发展更应当为临床实验室提供可靠的质量保障，以及提高工作效率和减轻工作强度等。自动化的发展是ELISA技术更有生命力的象征。

应当提倡和推广自动化的ELISA技术。自动化技术大大减少了手工操作中造成的系统误差。比如，有些标本，尤其是低浓度的，反复手工测定时经常出现忽阴忽阳的情况，受很多主观因素的影响。当然，应用自动化设备会增加测试的成本，但这种成本的增加带来的是检测质量的保证。另外，应当看到，随着用户和产品的增加，设备的成本价格会逐渐下调。

第四节　特殊蛋白免疫分析技术

随着实验技术的发展，血浆蛋白分析技术由最初的试管沉淀反应、琼脂凝胶的扩散试验，发展到现代免疫分析技术。特种蛋白免疫分析技术方法逐步完善，其灵敏度逐步提高，检测水平由微克（μg）发展到纳克（ng）甚至皮克（pg）水平。

一、概述

免疫技术是利用抗原抗体反应进行的检测法，即应用制备好的特异性抗原或抗体作为试剂。以检测标本中的相应抗体或抗原，它的特点是具有高度的特异性和敏感性。特种蛋白免疫分析技术随着自动化程度的不断提高，其检测方法主要为透射比浊法和散射比浊法。

免疫比浊法的发展史。1959年Schullze和Schwick提出用抗原抗体结合后形成复合物使溶液浊度改变，用普通比浊计测定免疫球蛋白的含量，由于其敏感性太差未引起人们广泛注意。

1965年Mancini提出利用单向免疫扩散（single radial immunodiffusion,SRID）原理使可溶性抗原和相应的抗体在凝胶中扩散，形成浓度梯度，在抗原、抗体浓度比例恰当的位置形成肉眼可见的沉淀线或沉淀环，即可确定该抗原的浓度。1966年德国Behring公司根据此法生产出Panigcn ®平板，可测定40多种血清蛋白。这种系统被认为是现代实验室的一种革新。但此法适用于大分子抗原，反应时间长，不能满足临床快速诊断的需要。

1967年Ritchie提出分别利用补体C3和结合珠蛋白与相应的抗体形成抗原抗体复合物，定量测定悬浮的免疫复合物颗粒与射入光束成一定角度时产生光散射的强度来评估补体C3和结合球蛋白的含量，并称为激光散射比浊法（Nephelometry），这使经典的凝胶内沉淀法的测定由数10小时一下缩短为数小时，给蛋白免疫分析开创了一个新纪元。1970年Technicon公司根据此原理很快制造出蛋白免疫分析的自动检测系统，称之AIP（Automated Immuno Preciptin）。

1977年，Behring公司制造出了一种新的测定特种蛋白分析的激光浊度分析仪（Behring Laster Nephemeter,BLN），使这种新的检测技术付诸于实际应用。其后，随着计算机技术的高速发展，该公司又相继推出BNA（Behring Nephelometer Analyzers,1985年）、TTS（Turbi Time System,1987年）和BN-100（Behring Nephelometer 100,1988年）激光散射比浊分析仪。最近该公司又推出更先进的BN-Ⅱ（Behring NephelometerⅡ）激光散射比浊分析仪。

然而，激光散射比浊法是终点比浊，即抗原抗体复合物完全形成后才能检测，其间必须温育2～3h（或1～2h），这仍不能满足临床快速诊断的需要。1970年Hellsing Harrington等提出在抗原抗体反应中加入聚合物，可使反应时间明显缩短。另外，用激光作为光源，其波长固定（氦氖激光633nm，氦镉激光442nm），散射夹角小，也增加了蛋白免疫检测的敏感度。1977年Sternberg提出了更快速的测定方法，即测定抗原与抗体反应的最高峰时其复合物形成的量，称之为速率散射比浊法（Rate nephelometry），由此可使抗原结合的反应在几十秒钟之内得出检测结果。美国Beckman公司根据上述原理大批量制成了免疫化学分析系统（Immunochemistry systems,ICS）。用计算机程序分析处理抗原抗体反应的动态数据，直接显示受检抗原的浓度。此种仪器已发展为自动控制的仪器，最近又推出了带条码的全自动特种蛋白免疫分析系统ARRAY-360CE。

二、免疫比浊法的特点

由于自动化免疫浊度分析克服了以前免疫测定法操作烦琐、敏感度低、时间长和不能自动化等四个缺点，使得自动化免疫分析一出现就受到普遍重视。其主要优势在于：

1.自动化免疫分析稳定性好，敏感性高，精确度高，干扰因素少，结果判断更加客观、准确，也便于进行室内及室间质量控制。

2.自动化免疫分析快速、简便，标本回报时间短，便于及时将各种信息向临床反馈，又可节约大量人力、物力，利于大批量样品的处理。

3.自动化免疫分析能更好地避免标本之间的污染及标本对人的污染。

4.自动化免疫分析可利用多通道计数器、测光仪，同一份样品同时测定几十种和临床有关的分析物，血清用量少。具有明显的应用优势。

三、特种蛋白免疫浊度分析测定法

免疫测定是利用抗原抗体反应检测标本中微量物质的分析方法。这种方法最大的特点是特异性好，即某一特定抗原只与其相应的抗体反应。蛋白质具有抗原性，将血浆中的某一特定蛋白质免疫动物，可得到针对性的抗体。以此抗体作为试剂，可以在不需分离的条件下，定量检测存在于复杂蛋白质混合物中的此种特定蛋白质。因此免疫测定将血浆蛋白质的测定大大推进了一步，使血清中数十种具有临床意义的微量蛋白质可以简便地进行单个测定。免疫测定的另一特点是敏感性高，可测出纳克（ng）水平的量。将反应物进行标记而做的免疫测定，如放射免疫测定和酶免疫测定，其敏感度可达皮克（pg）水平，但具有临床意义的多种血浆蛋白质，其含量一般均高于纳克（ng）水平，用简便、快速的浊度法已可达到检测目的。

特种蛋白自动化免疫浊度测定仪根据检测角度的不同，可分为免疫透射浊度分析仪和免疫散射浊度分析仪。

（一）免疫透射浊度测定

免疫透射浊度测定（turbidimetry）可分为沉淀反应免疫透射浊度测定法和免疫胶乳浊度测定法。

1.沉淀反应免疫透射浊度测定法

沉淀反应免疫比浊测定法的基本原理是：抗原抗体在特殊缓冲液中快速形成抗原抗体复合物，使反应液现浊度。当反应液中保持抗体过剩时，形成的复合物随抗原增加而增加，反应液的浊度亦随之增加，与一系列的标准品对照，即可计算出未知蛋白质的含量。

免疫复合物的形成有时限变化，即当抗原抗体相遇后立即结合成小复合物（约≤19s），几分钟到数小时才形成可见的复合物（约≥19 s）。作为快速比浊，这种速度太慢，加入聚合剂（或促聚剂）则大的免疫复合物会立即形成。目前促聚剂用得最多的是聚乙二醇（MW6000～8000），浓度约为4%。

浊度测定亦有其弱点：其一是抗原或抗体量大大过剩，出现可溶性复合物，造成误差。对于单克隆蛋白的测定，这种误差更易出现。其二是应维持反应管中抗体蛋白量始终过剩，这个值要预先测定，使仪器的测定范围在低于生理正常值到高于正常范围之间。其三是受到血脂浓度的影响，尤其是在低稀释时，脂蛋白的小颗粒可形成浊度，造成假性升高。

2.免疫胶乳浊度测定法

免疫胶乳浊度测定法为一种带载体的免疫比浊法，其敏感度大大高于比浊法，操作也极为简便。少量小抗原抗体复合物极难形成浊度，除非放置较长时间。如需要形成较大的复合物，抗原和抗体量应较大，这显然不符合微量化的要求。鉴于这点，发展了免疫胶乳浊度测定。

免疫胶乳浊度的基本原理是：选择一种大小适中、均匀一致的胶乳颗粒，吸附抗体后，当遇到相应抗原时，则发生凝集。单个胶乳颗粒在入射光波长之内，光线可透过。当两个胶乳颗粒凝集时，则使透过光减少，这种减少的程度与胶乳凝聚成正比，当然也与抗原量成正比。

该技术的关键在于两个方面：其一是选择适用的胶乳，其大小（直径）要稍小于波长。经研究：用500nm波长者，选择0.1μm胶乳较适合；用585 nm波长者，选择0.1～0.2μm胶乳为好。目前多用0.2μm胶乳。其二是胶乳与抗体结合，用化学交联虽好，但失活也较大，目前一般应用吸附法。

（二）激光散射浊度测定

激光散射浊度测定（nephelometry）按测试的方式不同分两种比浊法：即终点散射比浊法（end nephelometry）和速率散射比浊法（rate nephelometry）。

激光散射浊度的基本原理是：激光散射光沿水平轴照射，通过溶液时碰到小颗粒的抗原-抗体免疫复合物时，光线被折射，发生偏转。偏转角度可以为0°～9°，这种偏转的角度可因光线波长和离子大小不同而有所区别。散射光的强度与抗原-抗体复合物的含量成正比，同时也和散射夹角成正比，和波长成反比。

1.终点散射比浊法

在抗原抗体反应达到平衡时，即复合物形成后作用一定时间，通常为30～60 min，复合物浊度不再受时间的影响，但又必须在聚合产生絮状沉淀之前进行浊度测定。因此，终点散射比浊法是在抗原与抗体结合完成后测定其复合物的量。

2.速率散射比浊法

速率法是一种先进的动力学测定法。所谓速率是指抗原-抗体结合反应过程中，在单位时间内两者结合的速度。因此，速率散射比浊法是在抗原与抗体反应的最高峰（约在lmin内）测定其复合物形成的量。该法具有快速、准确的特点。

四、免疫浊度测定法

在清澈的水中添加各种不溶性的粉末如面粉或泥沙等便呈混浊状，而且混浊程度与加入粉末的粗细及量相关，澄明的液体经化学、生物学或免疫学等反应变为混浊等。这些现象早已为人们所认识，并发展出相关的分析手段。浊度测试方法也早已用于医学检验中，并占有一席之地。近年来的发展更为迅速，原因在于混浊或浊度这种自然现象蕴有深刻的科学基础，即胶体化学、免疫化学和光学等领域的理论和分析技术，更得益于仪器制造、计算机和自动化领域的技术进步，以及对许多具有临床意义物质的标准品、抗血清的产生和标准化等研究所取得的成果。因此，浊度分析尤其是免疫浊度分析已从长期的探索进入广泛应用的阶段。在医学领域浊度法几乎已成为免疫浊度法的代名词。

五、特种蛋白分析系统

（一）ARRAY特种蛋白分析测定系统

1.仪器组成

ARRAY系统是美国贝克曼（Beckman）仪器公司出品的速率散射法免疫浊度测定系统，有360和360CE两种类型。这是由微电脑控制的，可以定量检测体液中各种物质的全自动组合仪器，由分析仪、计算机和打印机三部分组成。分析仪是该系统的主要部分，包括散射测浊仪、加液系统、20孔试剂转盘、40孔样品转盘、卡片阅读器、软盘驱动器等。

2.测定方法

ARRAY360系统用于检测悬浮于缓冲液中的抗原抗体免疫复合物颗粒。在抗体过量的前提下，通过光束时，悬浮颗粒所产生的散射光速率变化强弱与抗原浓度成正比。速率峰值经微电脑处理转换成抗原浓度。测定方法具有敏感、精确、快速和简便的特点。全自动操作，一次可对40份标本进行20种免疫特定蛋白项目的检测。数分钟内可出结果并打印报告。

3.分析范围

ARKAY 360系统提供20余种试剂，主要是抗血清及标准血清。抗血清大多是多克隆抗体。含有0.1%叠氮钠作为防腐剂。标准血清为校准过的人血清，含有0.1%叠氮钠作为防腐剂，其浓度已贮存在校正卡片中。

（二）BN-100特种蛋白分析测定系统

1.仪器组成

BN-100特种蛋白分析测定系统（Behring Nephelometer 100）是德国Behring公司生产的特种蛋白免疫浊度分析仪，由分析仪、计算机、打印机、条码读取器四部分组成。分析仪是该系统的主要部分，包括散射测浊仪、自动加液系统、支架运输装置和比色杯装置。

2.测定方法

BN-l00特种蛋白分析测定系统应用的测定方法实质是透射比浊的一种改良，利用发光二极管（800nm）作为光源，检测在前向角13°～24°的散射光，由硅化光电二极管接收散射光信号，这种散射光的强度与免疫复合物浓度成正比。散射光电信号与贮存在计算机内的标准曲线进行比较，然后转换成检测物的浓度单位。

3.分析范围

BN-l00分析仪分析范围与ARRAY360系统相比，除不能进行血清药物检测外，增加了IgE、IgG、IgM亚型和循环免疫复合物（CIC）测定功能。

（三）KeySys特种蛋白分析仪

KeySys特种蛋白分析仪是德国宝灵曼公司生产的最新产品，集全自动生化、免疫、药物浓度监测为一体的多通道、多功能免疫透射分析系统。该分析仪采用卤素钨丝灯作为光源，有8种选择滤光片（340、415、450、505、540、570、666和750 nm）可用单波长、双波长直接检测反应杯吸光度。测量方式完全无需校正或相对的校准方式，多达4 7种试剂位置并且冷藏保存（8～15°C），具有双试剂加样探针（避免交叉污染）和智能液面感应器，处理标本自动化程度高（120测试/h）。

（四）IMMAGE免疫分析测定系统

IMMAGE免疫分析测定仪是美国贝克曼-库尔特（Beckman-Coulter）公司继ARRAY 360CE特种蛋白分析测定系统之后，推出的新一代全自动集特种蛋白分析、药物浓度监测为一体的免疫分析系统。IMMAGE免疫分析测定仪使用760nm和近红外910 nm波长作为光源，采用速率散射比浊法（Rate Nephelometry）、速率抑制散射比浊法（Rate Inhibition Nephelometry）、速率近红外颗粒透射法（Rate Near Infrared Particle Immunoassay）、速率抑制近红外颗粒透射法（Rate Inhibition Near Infrared Particle Immunoassay）四种检测技术。并采用不同的散射角度测量发散的散射光强度。90° 角度的散射法测定小颗粒（直接反应产物），0° 角度的透射法检测大颗粒（抗体颗粒结合物），扩大了免疫项目的检测范围，增强了检测敏感度和精度，减少了非特异性颗粒的干扰。

（五）BN Prospec特种蛋白免疫分析仪

BN Prospec特种蛋白免疫分析仪是2000年美国德灵（Dade Behring）公司继BNl00特种蛋白分析测定系统之后推出的新一代全自动特种蛋白免疫分析系统，仪器由主机、计算机、显示器和打印机组成。

BN Prospec特种蛋白免疫分析仪使用远红外发光二极管作为光源，采用固定时间散射比浊（Fixed time Nephelometry）、终点散射比浊（Final Measurement Nephelometry）和Vlin-Integral散射比浊法三种检测技术，部分试剂采用了乳胶增强剂，提高了反应灵敏度，大大增加了检测范围，检测项目多达60多项。

BN Prospec特种蛋白免疫分析仪主机由样品盘、冷藏试剂盘、稀释盘、反应盘、探针和注射器组成。

第五节 发光免疫技术

一、发光免疫分析技术发展概况

提供可靠的检测技术和快捷的服务是临床实验室提供高质量服务的关键。这种需求促使临床检验技术不断更新发展。就激素、多种特定蛋白及药物的定量检测而言，因被检物质分子量小，体液中含量极微，其检验方法必须具有高度的特异性及灵敏度。20世纪60年代开始发展起来的放射免疫技术在一定程度上解决了上述技术性问题，但因标记物放射性污染、半衰期短影响试剂稳定性以及分离技术需时较长、无法实现全自动化等缺点，已渐被淘汰。随着单克隆抗体的成功应用和多种标记物和标记技术的发展，现代化免疫检测技术的灵敏度及特异性又有了一个飞跃。上述两种技术的日趋完善及临床对分析技术准确性及速度的要求，又促进了自动化免疫测定仪器的诞生。全自动发光免疫技术集经典方法学和先进技术于一身，问世于20世纪90年代初，近年来已被国内外的临床实验室及科研单位广泛应用于激素、多种特定蛋白及药物监测的分析。

发光免疫技术依其示踪物检测的不同而分为荧光免疫测定、化学发光免疫测定及电化学发光免疫测定三大类。荧光免疫测定又可分为两种：时间分辨荧光免疫测定（TR-FIA）及荧光偏振免疫测定（FPIA）。利用TR-FIA者，以EG &G公司的Auto Delfia型为代表，FPIA则以Abbott公司的AxSYM型、i2000为代表。化学发光免疫测定分为化学发光酶免疫测定和化学发光标记免疫测定，前者以Beckman-Couter公司的Access型及DPC公司的Immulite型为代表，后者以Bayer公司的ACS:180SE为代表。电化学发光免疫测定以Roche公司的Elecsysl010型、Elecsys2010型及Elecsys601型为代表。

发光免疫技术具有明显的优越性：①敏感度高，超过放射免疫分析法（RIA）；②精密度和准确性均可与RIA相媲美；③试剂稳定，无毒害；④测定耗时短；⑤自动化程度高。

目前该类技术已能为临床提供许多项目检测。试剂随机配置，至今尚未有开放型的先例。各厂家在检测项目的技术和试剂开发上花尽心思。一般是先发展临床常用、样本量大的检测项目，推出仪器后，再根据市场需要及本身技术特点，逐渐开发技术难度较高的新检测项目。有发展前途的仪器，每年都有新的检测项目推出。

二、发光免疫分析技术

化学发光技术（Luminescence Immunoassay,LIA）离不开经典免疫分析法的基本手段。后者包括三大要素：①抗原（Ag）抗体（Ab）反应及其复合物（Ag-Ab）的形成；②结合物和游离物的分离；③示踪物的定量检测。

（一）发光免疫分析的种类

发光免疫分析是一种利用物质的发光特征，即辐射光波长、发光的光子数与产生辐射的物质分子的结构常数、构型、所处的环境、数量等密切相关，通过受激分子发射的光谱、发光衰减常数、发光方向等来判断该分子的属性以及通过发光强度来判断物质的量的免疫分析技术。

根据标记物的不同，发光免疫分析有下列5种分析方法：

（1）化学发光免疫分析 其标记物为氨基酰肼类及其衍生物，如5-氨基邻苯二甲酰肼（鲁米诺）等。

（2）化学发光酶免疫分析 先用辣根过氧化物酶标记抗原或抗体，在反应终点再用鲁米诺测定发光强度。

（3）微粒子化学发光免疫分析 其标记物为二氧乙烷磷酸酯等。

（4）生物发光免疫分析 荧光素标记抗原或抗体，使其直接或间接参加发光反应。

（5）电化学发光免疫分析 所采用的发光试剂标记物为三联吡啶钌[Ru（bpy）$_3$]$^{2+}$N-羟基琥珀酰胺酯。此种分析方法较常用。

根据发光反应检测方式的不同，发光免疫分析可分为下列3种主要的测定方法。

（1）液相法 免疫反应在液相中进行，反应后经离心或分离措施后，再测定发光强度。所用分离方法包括葡聚糖包被的活性炭末、Sephadex G-25层析柱、第二抗体等。

（2）固相法 将抗原抗体复合物结合在固相载体（如聚苯乙烯管）或分离介质上（如磁性微粒球、纤维素、聚丙烯酰胺微球等），再测定发光强度，此法较常用。实验原理与固相RIA和ELISA方法基本相同。

（3）均相法 如均相酶免疫测定一样，在免疫反应后，不需要经过离心或分离步骤，即可直接进行发光强度检测。其原理是某些化学发光标记物（如甾体类激素的发光标记物）与抗体或蛋白结合后，就能增强发光反应的发光强度。在免疫反应体系中，标记的抗原越多发光强度增加越大，因而免除了抗原抗体复合物与游离抗原、抗体分离的步骤。

（二）化学发光标记物

在发光免疫分析中所使用的标记物可分为3类，即发光反应中消耗掉的标记物、发光反应中起催化作用的标记物以及酶标记物。这种分类方法在发光免疫分析的应用中，对标记物的选择、检测方案和测定条件的确定以及分析数据的评价等都有实际意义。

1.直接参与发光反应的标记物

这类标记物在发光免疫分析过程中直接参与发光反应，它们在化学结构上有产生发光的特有基团。一般这类物质没有本底发光，有可能精确地测定低水平的标记物，并且制备标记物的偶联方法对发光的影响不大，因此，这类标记物非常类似于放射性核素标记物。

2.不参与发光反应的标记物

这类标记物作为反应的催化剂或者作为一种能量传递过程中的受体，不直接参与化学发光反应。在这类发光体系中，标记物不影响总的光输出，而是加入后起反应的发光物质越多，体系产生的光越强。

3.酶标记物

利用某些酶作为标记物，然后通过标记物催化生成的产物，再作用于发光物质，以产生化学发光或生物发光。这种方法对分析物的检测极限有赖于形成产物的量。

四、发光免疫分析仪器

（一）ACS:180SE全自动化学发光免疫分析系统

ACS全自动化学发光免疫分析系统由拜耳公司生产，采用化学发光技术和磁性微粒子分离技术相结合的免疫分析系统。在20世纪90年代初首次推出全自动化学发光免疫分析系统ACS：180，90年代中期推出第二代产品为ACS:180SE分析系统，最近该公司又推出了ACS：CENTAUR。第二代产品将微机与主机分开，软件程序加以改进，使操作更灵活，结果准确可靠，试剂贮存时间长，自动化程度高。

（二）ACCESS全自动微粒子化学发光免疫分析系统

ACCESS全自动微粒子化学发光免疫分析系统是美国贝克曼-库尔特公司生产的，它采用微粒子化学发光技术对人体内的微量成分以及药物浓度进行定量测定。该系统具有高度的特异性、高度的敏感性和高度的稳定性等特点。全自动操作，一次可以对60份标本进行24种项目的测定，只需10～30 min就可完成第一个测定并打印出结果。

（三）Elecsys全自动电化学发光免疫分析仪

电化学发光免疫分析技术在新一代实验室免疫检测技术中很有特点，它在20世纪90年代问世就引起广泛的关注。德国Roche公司在链酶亲和素-生物素包被技术的基础上，引用电化学发光免疫分析技术并开发出相应的检测系统。Elecsys型号的仪器功能上完全一致。操作也有相同（都是触摸屏操作）之处，细节有差异，有完善的使用说明。

第六节　分子细胞遗传学检测技术

一、荧光原位杂交

（一）荧光原位杂交技术的基本原理

荧光原位杂交（FISH）技术是一种应用非放射性荧光物质依靠核酸探针杂交原理在核中或染色体上显示DNA序列位置的方法。FISH技术是利用一小段（通常15～30个bp）用荧光物质标记过的DNA或RNA序列作为探针，穿透经过甲醛固定的微生物样品的细胞壁，与细胞内特定的靶序列进行杂交，探针与细胞内互补的DNA或RNA序列相结合，当表面用荧光显微镜激发时，含有与探针互补序列的微生物就会发光。

（二）FISH技术的操作步骤

FISH技术主要包括以下几个步骤：①样品的固定与预处理。待测样品在处理后的载玻片上进行固定，有时需要进行一些特殊的预处理。②杂交，加入探针进行杂交，一般用一种或多种探针同时进行杂交。③洗脱。去除未杂交或非特异性杂交的探针。④观察与分析。将样品置于荧光显微镜下观察，记录结果并对结果进行分析。

（三）FISH技术的应用

荧光原位杂交技术广泛用于分析复杂环境的微生物群落构成。可以在自然环境中监测和鉴定微生物，并能对未被培养的微生物进行检测。根据不同种属16SrRNA序列差异设计的探针则可以对不同的微生物种类进行特异性鉴定。近几年，应用FISH技术研究自然环境微生物群落的报道较多，如海水沉积物的寄居群落，海水、河水和高山湖雪水的浮游菌体、土壤和根系表面的寄居群落。FISH技术不仅能提供某一时刻的微生物景象信息，还能监测生态环境中的微生物群落和种群动态。此外，应用FISH技术检测和鉴定未被培养的种属或新种属，如巨大硫酸盐细菌、全噬菌属和酸杆菌属等。FISH技术对于探明自然菌群的生态学和组成，以及群落对自然和人为因素动态变化的应答研究均是最有力的技术手段。

二、原位PCR

原位PCR（IS-PCR）将PCR技术的高效扩增与原位杂交的细胞定位结合起来，从而在组织细胞原位检测单拷贝或低拷贝的特定DNA或RNA序列。

（一）原理和方法

1.基本原理

（1）原位杂交技术是将分子杂交与组织化学技术结合起来，用标记的DNA或RNA为探针，在原位检测组织细胞内特定的DNA或RNA序列。因此，在显示阳性杂交信号时，不仅能判别含有靶序列的细胞类型，还能显示组织细胞的形态结构特征与病理变化。但是，原位杂交对拷贝数较少的序列检出有一定的困难。

（2）PCR技术是在DNA聚合酶的作用下，经过模板的变性、退火和引物延伸三种循环，将引物引导下的特异靶序列迅速地进行扩增，经过扩增的靶序列在凝胶电泳中显示出来。因此，PCR技术具有灵敏度高，特异性强的优势。但是，PCR技术是在液相中进行的，在扩增前，需将细胞破坏，从中提取核酸作为模板。因此，很难将PCR的结果与组织细胞的形态结构联系起来，也很难判断含特异性靶序列的细胞类型。

原位PCR技术成功地将PCR技术和原位杂交技术结合起来，保持了两项技术的优势又弥补了各自的不足。

2.原位PCR分类方法

（1）直接法原位PCR：直接法原位PCR的特点是使扩增产物直接携带标记分子。在反应体系中使用标记的三磷核苷酸或引物。放射性核素、生物素和地高辛是3种最常见的标记物。当PCR扩增时，标记分子就掺入到扩增产物中。根据标记物的性质，用放射自显影、免疫组织化学或亲合组织化学等技术对扩增产物进行检测。直接法原位PCR的优点是具有高度敏感性，可检测出单拷贝，操作简便、省时省力。缺点是特异性较差、容易出现假阳性，且扩增效率较低。

（2）间接法原位PCR：间接法原位PCR是目前应用最广泛的靶核酸序列原位扩增技术。用经固定的细胞悬液做PCR扩增，然后将细胞离心沉淀在玻片上，再对扩增产物进行原位检测。

间接法原位PCR的反应体系与常规PCR相同，所用的引物和三磷核苷酸都不带任何标记物。当PCR原位扩增结束后，再用原位杂交技术检测特异性扩增产物。与直接法原位PCR相比，间接法虽然复杂些，多了原位杂交检测步骤。但其扩增效率较高，更重要的是特异性比直接法强。这是因为原位杂交所用的探针可特异性地检出扩增产物中的靶序列。这样，即使扩增产物中有非靶序列成分，它们也不会呈现阳性反应，因而提高了原位PCR的特异性。

（3）原位反转录PCR（IS RT-PCR）：是结合反转录反应和PCR扩增检测细胞内低拷贝mRNA的方法。整个反应分二步进行。第一步以mRNA为模板、在逆转录酶的催化下合成cDNA；第二步则以cDNA为模扳，用PCR对靶序列进行扩增。与液相反转录PCR不同的是，原位反转录PCR反应过程在固定的组织细胞标本上进行。进行原位反转录PCR的标本先要用DNA酶处理，以破坏组织细胞中的DNA。这样可保证PCR扩增的模板是从mRNA反转录合成的cDNA，而不是细胞中原有的DNA。

（4）原位再生式序列复制反应：再生式序列复制反应（3SR）是随着PCR技术发展而出现的一项直接进行 RNA扩增的新技术。再生式序列复制反应特点：①需3种工具酶，即AMV逆转录酶、Escherichiacoli RNA酶H和T7RNA聚合酶。②引物的5’端含T7RNA启动子。③扩增反应在42℃下进行2 h，不需要热循环。

再生式序列复制反应为检测细胞内低拷贝数的mRNA开辟了一个新途经。因其扩增反应在较低的温度下进行，组织抗原性不会被破坏，特别有利于与免疫组织化学相结合。

（二）实验程序

1.标本的制备

组织细胞固定，以10%的缓冲甲醛溶液或4%的多聚甲醛固定后，进行原位PCR。固定的时间一般不宜过长，视组织的大小而定，一般以4° C，4～6 h为宜。在进行PCR前，组织标本需经蛋白酶处理，增加其通透性，充分允许反应系统中的各成分进入细胞内，并能很好的暴露靶序列以利于扩增。

2.原位扩增PCR

在组织标本中进行PCR扩增，其基本原理与液相PCR完全相同。PCR所用的引物长度一般为15～30 bp为宜，扩增片段的长度为100～1000 bp左右。原位PCR宜用较短的引物，从石蜡切片中提取的DNA很少超过400 bp,RNA很少超过200 bp，较长序列的扩增易导致引物与模板的错配，产生非特异性扩增产物。

3.洗涤

原位扩增结束后，标本应清洗，以除去弥散到细胞外的扩增产物。洗涤不充分，会导致非扩增产物在检测中显现，造成背景过深或假阳性结果。洗涤过度，会造成细胞内扩增产物脱落，使阳性信号减弱或丢失。

4.原位检测

原位PCR扩增产物的检测方法,取决于原位PCR的设计方案。直接法则根据标记分子的性质对扩增产物进行原位检测，间接法则需用原位杂交的方法检测。

三、在血细胞诊断和研究中的应用

（一）FISH在生物医学领域中的广泛应用

1.在基因制图和基因诊断方面的应用

基因制图或基因定位是人类基因组计划的主要任务之一。FISH能将克隆的DNA或cDNA顺序在染色体上进行精确定位，并能同时对多个DNA片段在染色体上的排列加以显示。基因定位可为遗传连锁分析提供更多DNA标记，反过来也为更多基因的克隆提供信息。某些遗传病，如威廉斯综合征多由染色体的微小缺失所致，采用 FISH可以对缺失加以检测。

2.在产前诊断和肿瘤细胞遗传学方面的应用

先天性染色体数目异常常导致疾病和肿瘤的发生。利用染色体特异的探针（如着丝粒的α卫星）可以对染色体数目进行FISH显示。绝大多数肿瘤伴有染色体结构的改变，如染色体断裂、重排等，使用染色体描绘的方法，可以很直观地了解染色体结构改变的情况。

3.在感染性疾病的诊断和研究中的应用

有些感染性疾病，主要是病毒，如EB，HPV，SV40，HBV，HCV等感染不仅可导致急性病症，而且其特异的基因组可以整合到人基因组中去，导致肿瘤发生。利用 FISH可对机体的感染情况进行分析，并能对感染后的预后进行判断。

4.在细胞和染色体分选方面的应用

FISH不仅应用于染色体，还可以应用于间期细胞；不仅可以在玻片上进行，也可以在悬液中操作。如 FISH与流式细胞技术联用，即可对特异的细胞和染色体加以分选。

5.在生物进化方面的应用

利用FISH，可以在染色体水平上对生物的进化情况进行研究，并能确定物种之间的亲缘关系。

（二）原位PCR在生物医学领域的主要应用

1.感染性疾病基因检测

（1）病毒基因的检测：应用原位PCR技术，使感染病毒的细胞较容易的被检出。利用原位PCR对乙肝病毒、丙肝病毒、单纯疱疹病毒、麻疹病毒、脊髓灰质炎病毒及人类乳头瘤病毒等病毒的检测，既提高了敏感性，也达到了组织细胞定位的目的，能够及时发现感染人群。

（2）细菌基因的检测：最突出的应用是在结核分枝杆菌的检测上，当结核病变不够典型时，经过抗酸染色的方法很难在镜下找到结核分枝杆菌，而应用原位PCR技术可以帮助明确诊断。

（3）导入基因的检测：在转基因动物及接受基因治疗的个体中，是否导入了基因，均可用原位PCR技术证实。因此，原位PCR技术在研究导入基因的遗传稳定性、基因工程应用以及基因治疗等方面有着重大的意义。

2.基因变异的研究

生物体具有遗传和变异的特性。当机体内外环境改变时，某些基因会发生变异。原位PCR能用于基因突变、基因重组和染色体易位等基因变异研究。Embleton等用原位反转录PCR技术，在单个细胞内显示了扩增拼接重排的免疫球蛋白重链及轻链可变区基因。此外，应用此技术还可鉴定特定种类的单个细胞获得或遗传的特定DNA序列变异。

3.基因表达及定位研究

原位RT-PCR技术能够反转录mRNA到cDNA，然后原位扩增cDNA来检测

mRNA的表达。可用于检测固有内源性基因表达和导入的外源基因表达。其定位从组织细胞逐渐发展到了亚细胞及染色体上。原位PCR的检测范围大大超过原位杂交技术，为特殊细胞mRNA的拷贝数和基因低水平的表达提供了一种最有效方法。

（三）在血液系统肿瘤诊断中的应用

1.分于遗传学基础

肿瘤相关基因包括癌基因、抑癌基因和细胞程序化死亡基因3大类。这些基因表达的产物控制着细胞生命最基本过程：生长、增殖、分化，并参与机体的协调发育。由此对肿瘤相关基因的协同作用的研究也成为目前肿瘤作用机制研究的一个热点。研究癌基因的激活及灭活方法、抑癌基因功能失活以及癌基因与抑癌基因间的相互作用和平衡，在白血病和淋巴瘤的发病过程中具有重要作用。

造血系统肿瘤中癌基因激活机制主要是染色体易位，包括两种方式：①两个基因（其中一个是原癌基因）发生重组，产生融合基因并表达融合蛋白，融合蛋白具有转化活性。②将癌基因置于免疫球蛋白基因或T细胞受体基因的控制下，使之异常表达或易位表达，导致肿瘤的发生。

2.原位分子诊断

常规的细胞遗传学方法是在全基因组水平筛查染色体易位，但是标准的核型分析和显带技术容易漏检许多染色体的微小异常。在分子水平诊断白血病和淋巴瘤主要是针对特定的染色体易位和易位形成的融合基因，其方法主要包括FISH和PCR等。染色体核型的波谱分析（SKY）和比较基因组杂交技术（CGH）是以分子杂交检测为基础利用荧光染料检测全基因组染色体异常的新技术。

FISH适用于多种临床标本，包括血液、骨髓、组织印片、体液，甚至石蜡包埋的组织标本。由于FISH对处于分裂中期和间期细胞都能检测，克服了常规的细胞遗传学诊断淋巴瘤和白血病必须细胞处于分裂中期的障碍。FISH利用DNA链可以和其互补链结合（杂交）的原理，杂交分子探针用荧光素、生物素或者地高辛标记，检测附着在显微镜玻片上的分裂中期或间期细胞的核DNA。FISH的灵敏度不及PCR，主要用于初诊和复发的检测。

PCR是检测融合基因确定染色体易位的首选方法。尽管不同类型的白血病和淋巴瘤存在多种染色体易位，但可以用多重PCR在数个试管同时检测数十种融合基因。IS-PCR技术是将常规PCR的高效扩增与原位杂交技术结合起来的新方法。该方法在不破坏细胞的前提下，利用原位完整的细胞作为一个微反应体系来扩增细胞内的靶片段并进行检测，做到了在细胞原位检测单拷贝或低拷贝的DNA或RNA，从而综合了PCR和原位杂交各自的优点，既能分辨鉴定带有靶序列的细胞，又能标出靶序列在细胞内的位置，于分子和细胞水平上研究疾病的发病机制和临床过程及病理的转归有重要的实用价值,且特异性和敏感性均高于一般PCR技术。因此，在医学研究和临床诊断中具有良好的应用前景。

第六章　检验标本的采集和处理

临床检验的目的是为临床提供及时准确的诊断依据。实验前质量保证是临床检验全程质量控制的重点之一。用于临床实验室检验分析的生物材料为临床检验标本。能否正确、规范地采集和处理标本是实验前质量保证的重要内容。

第一节　临床检验标本的种类与处理原则

临床检验标本采集和处理问题已普遍引起了人们的重视。为做到临床检验质量保证，中华人民共和国卫生部卫生技术标准化委员会已将临床检验标本采集和处理的有关问题，列为国家和行业的标准化文件，以达到对临床检验工作的规范化要求。如中华人民共和国国家标准GB19489-2004和中华人民共和国卫生行业标准WS/T225-2002、WS/T226-2002、WS/T220-2002、WS/T229-2002、WS/T223-2002、WS/T222-2002、WS/T230-2002等，分别对临床化学检验标本、便携式血糖仪血标本、凝血因子测定标本、尿液标本、乙型肝炎表面抗原酶免疫检测标本、临床酶活性浓度测定标本、临床诊断中聚合酶链反应标本和实验室生物安全等标本均提出了标准化的要求。

实践证明，为保证临床检验质量，必须做到全过程质量控制，即对实验检查的全过程进行全面的质量控制和质量管理。这里包括：实验前（分析前）、实验中（分析中）和实验后（分析后）三个阶段的质量控制，其中实验前质量控制尤其重要。因此，必须注意做好实验前质量管理。实验前质量控制主要包括：①病人准备；②标本收集；③标本储存 ；④标本运送；⑤标本处理等。

一、临床检验标本的种类

可供临床检验分析的生物材料种类繁多，凡是人体的各种体液、分泌物、排泄物以及某些组织或细胞成分均可做为临床标本送检。具体有：

1.血液标本：全血、血浆、血清和骨髓等。

2.体液标本：尿液、粪便、脑脊液、胸水、腹水、精液、前列腺液、阴道分泌物、胃液、十二指肠引流液、胆汁、痰液、羊水、乳汁、唾液、泪液等。

3.组织学标本：某些活体组织、脱落细胞等。

二、采集临床检验标本的目的

临床检验的基本任务是通过实验室的检查方法，对病人的待检标本（血液标本、体液标本或组织学标本）进行检验分析，以获得病原学、病理学变化及脏器功能状态等医学资料。

例如：①通过检验标本中异常成分的出现来确定诊断，如寄生虫、致病性微生物、肿瘤细胞的检查等。②通过标本内有关成分浓度的变化来协助疾病的诊断、治疗和判断预后。如血液中糖、蛋白质、脂类、无机盐、激素及酶等物质含量（或活性）测定。③某些特性成分的确定，如血型鉴定、基因分型、某些药物的定性与定量等。

临床检验方法很多，加上人体反应不尽相同，生理的与病理的表现错综复杂，因此，临床医生一定要在认真询问病史、体格检查的基础上，有的放矢地选择检验项目。医生在书写检验申请单时，除了填写清楚病人的姓名、性别、科别、病案号等，有利于检验结果正确返回外，还应将临床诊断填写清楚，方便检验人员参考，在出现异常值时进行分析或重新测定。

三、处理临床检验标本的原则

对标本检验分析结果的评价，通常是与正常参考区间对比才具有临床意义。因此，标本采集、运送、分析与计算各个环节，必须按照制订正常参考区间所规定的条件进行，检验结果才有可比性，这是处理临床检验标本应该遵循的基本原则。一定意义上讲，正常参考区间就是判断检验结果临床意义的标准。

在拟定临床正常参考区间时，必须明确规定它所依据的条件。①参考人群的特点：性别、年龄、职业、身高、体重、遗传、民族与地理位置（固定条件，不能统一）。②采取标本时的环境与生理条件：精神状态（紧张或松弛）、运动、姿势、饮食（包括酒与饮料）、空腹时间、吸烟、内分泌及生殖状况（月经、妊娠、口服避孕药）及药物（统一条件）。③标本的收集、送检与贮存：动脉、毛细血管或静脉血，有无用压脉带，采集时间、采集方法、抗凝剂、抽血至分离血浆（清）的间隔时间，标本运输、分析前贮存的温度及时间，尿液的量（部分或24h总量），防腐剂（统一条件）。④所用方法的可靠性：准确性、精密度、质量控制情况等（统一条件）。⑤统计方法：如数据的分布形式、局外值排除方法，参考区间划定的方法等（统一条件）。

临床正常参考区间，因上述条件不同而产生差异。临床医生、护士与检验人员必须根据实验方法学的要求采集与处理临床检验标本。

四、分析前影响临床检验标本的因素

（一）生理因素的影响

影响检验结果的生理因素主要有年龄、性别、体型、情绪、运动、体位改变等。前三种因素为不可控因素，后三种因素是可控制因素。采集标本时应避免可控制因素的影响。建议在安静状态下，坐位采血，采血前休息5min。

（二）饮食和药物的影响

许多化学成分容易受到饮食成分的干扰，在检测时可受到近期食谱的影响，如粪便潜血试验、血糖、甘油三酯等。所以，采集临床检验标本要考虑受检者进食的种类和禁食的时间。有些药物可能对某种测定方法发生干扰，应尽可能在检验前停药，不能停药者应加以注明。

（三）医疗行为的影响

输血、输液或其他诊疗过程对病人检验标本有影响。例如，接受输血的病人常有血清中K^+、乳酸脱氢酶（LDH）和游离血红蛋白的增高。又如，前列腺的诊疗技术（前列腺按摩、穿刺、手术、微波治疗）会使血清前列腺特异抗原（PSA）浓度呈不同程度升高。正因如此，检测血清PSA的标本应在前列腺诊疗措施之前采取；对于接受富含糖或氨基酸或电解质液体输液的病人，必须等输液停止lh后方可采血；接受脂肪乳输液的病人，必须8h后方可采血；如观察输液的效果，应从输液的手臂对侧手臂采血。

（四）离体标本内外因素的影响

检验标本离开人体，其成分可以不断发生与体内不同的变化。

1.标本内酶化学反应。标本内某些成分（如葡萄糖）在酶作用下继续分解，含量逐渐下降。或因酶活性下降改变了细胞内能量代谢，生物膜K^+、Na^+泵功能下降，导致细胞内外K^+、Na^+的扩散等。

2.温度与pH的改变。标本在采集与运输过程中，随着环境条件变化，温度差异较大，引起检验标本发生质的变化。如低温影响离体精液或白带标本中精子或阴道滴虫的观察；又如，粪便标本放置稍久，其内大量的正常菌群继续分解有机物产酸，使标本pH值迅速下降，导致某些病原菌（如沙门氏菌，志贺氏菌等）死亡。

3.微生物或化学物质的污染。微生物污染标本后，可能造成标本内微生物种类增多和聚合酶链反应（PCR）假阳性结果；重金属离子或毒物污染会终止标本内酶（或其他生物）活性，影响酶测定；酸或碱的污染会影响二氧化碳结合率等项目的测定。

4.标本在体外贮存的时间。标本体外贮存时间过长或标本送检不及时，会直接影响实验结果。如保存在30° C条件下的凝血因子，随着时间的延长，因子活性逐渐衰减，最后自然消失。所以实验室一贯主张采用新鲜标本，以保证实验前标本的完整性和识别性。护理人员在检验申请单上应注明标本采集时间，以判断标本是否新鲜。

第二节　常规标本采集

一、尿液

尿液标本容易获取，可多次检查，使尿液分析成为方便病人的无害化检查方法。

（一）尿液标本的种类

1.晨尿　即清晨起床后的第一次尿标本，为较浓缩和酸化的标本，血细胞、上皮细胞及管型等有形成分相对集中，适用于可疑或已知泌尿系疾病的动态观察及早期妊娠试验。门诊患者携带不便则采用清晨第二次尿标本来取代晨尿。

2.随机尿　即留取任意时间的尿液（排尿量必须有30～50ml），适用于门诊、急诊患者。本法留取方便，但检测结果受多方面因素影响。

3.餐后尿　通常于午餐后2h收集患者尿液。餐后尿适用于尿糖、尿蛋白、尿胆原等检查。

4.3h尿　收集上午3h尿液，测定尿液有形成分，如白细胞排出率等。

5.12h尿　晚8:00排空膀胱并弃去此次尿液后，留取至次日晨8：00全部尿液，12h尿用于尿液有形成分计数，如Addis计数。

6.24h尿　于第一天晨8:00排空膀胱并弃去此次的尿液后，再留取至次日晨8:00全部尿液。适用于准确定量测定尿液中的溶质如总蛋白质、糖、尿素、电解质等。

（二）尿液标本的收集

为保证尿液检查结果的准确性，必须正确留取标本。检验人员、医生和护士要对病人留尿进行指导，务必使尿道口保持清洁，避免经血、白带、精液、粪便等混入。使用清洁容器留取新鲜尿液，以中段尿为宜。标本应及时送检（2h内），以免细菌繁殖，细胞溶解。

（三）尿液防腐与保存

1.防腐剂随检验目的而定　甲醛用于管型、细胞的防腐，100ml尿液加入40%甲醛（福尔马林）0.5ml；甲苯或二甲苯用于定量尿糖、尿蛋白的防腐，100ml尿加入甲苯0.5ml；麝香草酚用于检查尿中化学成分及细菌的防腐，每100ml尿加入0.1g麝香草酚；浓HCl用于尿中17-酮类固醇、17-羟类固醇、儿茶酚胺类及代谢产物测定，每升尿中加入10ml。检验人员应告诫受检者防腐剂对人体的危害作用。

2.冷藏　一般放4℃冰箱可保存6h。冷藏标本易析出磷酸盐及尿酸盐，妨碍观察有形成分。

二、粪便

（一）粪便标本的采集

一般检验留取新鲜指头大小（约5g）即可，放入清洁、干燥、无吸水性、有明显标记的有盖容器内送检。粪便标本切勿混入尿液或其他杂物。

粪便标本应首先选择其中脓血粘液等病理性成分；外观无异常的粪便须从表面、深处及粪便端作多部位取材。

血吸虫卵孵化，应留取一次全量新鲜粪便。

检查胆石、胰石、寄生虫体及虫卵计数，应收集24h粪便送检。

隐血试验时，应嘱咐患者收集标本前3日禁食动物性食物（夹心式酶联免疫测定法和胶体金标记法不做要求）。若粪便中已有血液或镜检有红细胞无送检意义。

细菌检验标本应全部用无菌操作收集。

（二）粪便标本保存

1.粪便标本采取后，应在1h内完成检查，否则可因pH值及消化酶等影响，而使粪便中细胞成分分解破坏。

2.检查痢疾阿米巴滋养体时应于排便后立即检查。冬季需采取保温措施，迅速送检。

粪便标本检验后，其容器应作消毒处理，禁止未经处理随意抛弃。

三、痰液

痰标本采集的是否规范直接关系到检验标本数据的准确性，对于疾病的诊断和治疗有着重要的意义。采集痰液的基本要求是：①痰液必须新鲜。②痰液必须是肺部咳出。

（一）痰标本的采集

1.自然咳痰法　尽可能在用抗菌药物之前采集标本。以晨痰为佳，采集标本前应用清水、冷开水漱口或用牙刷（不用牙膏）清洁口腔和牙齿，有假牙者应取下假牙（为减少口腔正常菌群污染标本），用力咳出呼吸道深部的痰（非后鼻部分泌物、非唾液），痰液直接吐入无菌痰杯中，标本量应≥ 1ml。对于痰量少或无痰或咳痰困难者可用雾化吸入加温至45℃ 的10% NaCl水溶液（ 痰液粘稠难咳，阻塞气道的,需要用α－糜蛋白酶盐水溶液），使痰液易于排出后咳痰。

2.吸痰器吸痰　对难于自然咳痰患者也可用无菌吸痰器抽取气管深部分泌物。吸痰器吸痰，质量保证有困难。如果一个责任心不强的护士从咽喉处途经吸痰器吸出来的“痰液”也许比自然咳取的质量更糟糕，更有甚者，吸取的根部不是插管内的样本，而是顺着口腔吸取的是咽喉处的分泌物，此处唾液、鼻涕、咽部分泌物什么都有，根本不适合做细菌培养，应作拒收处理。

3.支气管镜采集法和气管穿刺法：仅用于昏迷患者，由临床医师进行。

4.纤维支气管镜抽吸：通常用于在患者行纤维支气管镜检查时顺便抽取。

5.支气管肺泡灌洗法、防污染毛刷采集法、环甲膜穿刺经气管吸引法、经胸壁针穿刺吸引法，均由临床医生按相应操作规程采集，但必须注意采集标本时尽可能避免咽喉部正常菌群的污染。而经气管吸引术采痰、纤支镜保护性毛刷及肺泡灌洗和肺活检均为有创检查，一般患者难以接受，限制了其在临床中的广泛使用。

四、血液

由于末梢血易受外界条件，如气温等的影响，导致检测结果不稳定性及不可比性，现一般采用静脉血液，但在静脉采集时应注意如下事项：

1.时间选择　应在安静状态下采集血液。强烈的运动可使血液中白细胞升高，造成假性结果。

2.采集部位　应选择周围无炎症的静脉，否则由于炎症病灶白细胞聚集并趋向运动或由于输液引起局部血液稀释，导致结果偏高或降低。

3.不宜拍打　某些患者血管不甚明显，常见抽血者拍打血管，这是不可取的。由于拍打易激活血小板，引起血小板聚集，影响血小板计数。

4.抗凝试管　血液细胞分析仪检测，均采用EDTA-K_2抗凝剂，其他抗凝剂可影响白细胞、红细胞或血小板计数。

5.采集顺序　在进行多项检验（生化、免疫等）时，血液学检验用的血液不应放在第一管采集，因为在进针时会有少量组织液混入，可引起血小板聚集，影响血小板计数。

五、体液及排泄物

1.脑脊液

腰椎穿刺成功后立即测定脑脊液压力，然后留取脑脊液标本于3个无菌试管中，每个试管1～2ml，第一管做病原生物学检验，第二管做化学和免疫学检验，第三管做理学和细胞学检验。标本采集后应立即送检，并于1h内检验完毕。因标本放置过久，可造成细胞破坏、葡萄糖等物质分解、细菌溶解等，影响检验结果。脑脊液标本应尽量避免凝固和混入血液。若混入血液应注明，进行细胞计数时应做校正。

2.浆膜腔积液

浆膜腔积液标本一般由临床医生行无菌穿刺术采集标本。理学检查、化学检查、细胞学检查各留取2ml，细菌学检查需用无菌管采集标本，厌氧菌培养留取1ml，结核菌检查留取10ml。标本采集后必须立即送检（否则可出现细胞变性、标本凝集、细菌溶解）。用于细胞学检查时，可在标本中加适量EDTA盐抗凝，但还需留取1管不加抗凝剂的标本用于观察积液的凝固性。化学检查标本宜用肝素抗凝。

3.精液

用清洁干燥小瓶收集精液，不宜采用避孕套内的精液。收集精液前避免性生活3～7d。收集精液标本后应在1小时内检验，冬季应注意保温。出现异常结果，应隔一周后复查，反复查2～3次方能得出比较正确的结果。采精液宜在清静而无干扰的环境中进行，时间最好安排在清晨。

4.前列腺液

前列腺液标本应由临床医师进行前列腺按摩术采集。液量少时可直接滴在玻片上，量多时收集在洁净干燥的试管内，若按摩不出前列腺液，可检查按摩后的尿液。采集微生物培养的标本无须无菌操作，将标本收集在无菌的容器内。

5.阴道分泌物

阴道分泌物为女性生殖系统分泌的液体，俗称“白带”。主要来自宫颈腺体、前庭大腺，此外还有子宫内膜、阴道粘膜的分泌物等。

阴道标本采集前24小时，禁止性交，盆浴、阴道检查、阴道灌洗及局部用药等，以免影响检查结果。取材所用消毒的刮板，吸管或棉拭子必须清洁干燥，不粘有任何化学药品或润滑剂。阴道窥器插入前必要时可用少许生理盐水湿润。根据不同的检查目的可自不同部位取材。一般采用盐水浸湿的棉拭子压阴道深部或阴道穹后部、宫颈管口等处取材，制备成生理盐水涂片以观察阴道分泌物。生理盐水悬滴可检查滴虫。涂制成薄片以95%乙醇固定，经过巴氏染色，吉姆萨染色或革兰氏染色，进行肿瘤细胞筛查或病原微生物检查。

第三节　细菌培养标本采集

细菌培养是一种用人工方法使细菌生长繁殖的技术。细菌在自然界中分布极广，数量大，种类多，它可以造福人类，也可以成为致病的原因。大多数细菌可用人工方法培养，即将其接种于培养基上，使其生长繁殖。培养出来的细菌用于研究、鉴定和应用。细菌培养是一个复杂的技术。培养时应根据细菌种类和目的等选择培养方法、培养基，制定培养条件（温度、pH值、时间，对氧的需求与否等）。一般操作步骤为先将标本接种于固体培养基上，做分离培养。再进一步对所得单个菌落进行形态、生化及血清学反应鉴定。培养基常用牛肉汤、蛋白胨、氯化钠、葡萄糖、血液等和某些细菌所需的特殊物质配制成液体、半固体、固体等。一般细菌可在有氧条件下，37° C中放18 ~ 24小时生长。厌氧菌则需在无氧环境中放2 ~ 3天后生长。个别细菌如结核菌要培养1个月之久。由于细菌无处不在，因此从制备培养基时开始，整个培养过程必须按无菌操作要求进行，否则外界细菌污染标本，会导致错误结果。而培养的致病菌一旦污染环境，就会引起交叉感染。以疾病诊断为目的进行的培养，要选择合适的标本（血、尿、便、浓汁、分泌物等），并应结合临床情况解释所得结果。

一、一般原则

（1）所用器具须严格的灭菌处理。

（2）采集足量标本以便够用。

（3）尽可能在患者服药前或手术切除局部用药前采集。

（4）采集标本过程中要严格遵守无菌操作原则，采集的部位要准确。

二、标本采集

（一）静脉血

（1）静脉穿刺前要充分消毒皮肤,避免皮肤细菌污染。

（2）取静脉血5ml,以无菌操作法立即注入专用血培养瓶（含50mL培养液），轻轻摇匀送检。

（二）尿液

（1）中段尿：先用lg/L新洁尔灭彻底清洗外阴,用无菌试管收集中间一段尿液1 ~ 2mL。

（2）膀胱导尿：用于昏迷及自然排尿困难者，但导尿易引起逆行细菌感染。

（3）耻骨弓上膀胱穿刺尿：偶用于婴幼儿。

（三）粪便

（1）粪培养的容器须清洁，量可为胡桃大小（取有黏液或脓液部分）。

（2）疑是霍乱患者的粪便应取液样部分，并立即送检以便及时接种，不能延误。

（四）痰液

痰培养之前，临床医生指导患者配合，清晨时间最好，咳痰前先漱口，以减少口腔唾液的污染。

（五）脑脊液、胸腹水及脓液

应以无菌操作采取，盛于无菌瓶中，送检量不少于lmL。伤口取标本尽量避免皮肤表面细菌的污染，并在脓腔的基底部取样，用无菌注射器抽取或用消毒棉签取样后，立即置无菌试管送检。

第四节　特殊项目标本采集

一、血气分析

血气分析是指对动脉血不同类型气体和酸碱物质进行分析的过程。通过血气分析可以监测有无酸碱平衡失调、缺氧和二氧化碳潴留，判断急、慢性呼吸衰竭的程度，对于各种急、危、重症,尤其是呼吸衰竭诊断、抢救和治疗以及对低氧血症的判断,指导氧气治疗和机械通气等具有重要意义。操作前应向患者及家属讲解动脉采血及血气分析的目的、意义、方法，以取得患者配合，做好患者的心理护理。

采血前要评估患者各动脉血管情况，多选用搏动明显、弹性好、穿刺方便、无相应侧肢体感染、动静脉栓塞及其他疾患的动脉血管，常用的动脉有股动脉、桡动脉、肱动脉、足背动脉等。（1）桡动脉，位于手腕前区桡侧，掌横纹上方1～2cm处。让患者平卧位，把手放在毛巾卷上并保持伸位，掌心向上自然放松，手腕部适当抬高，手掌背屈，左手摸动脉搏动最强处，消毒患者皮肤和操作者左手食指和中指，找准搏动最明显处即穿刺点并两指分开，目的是绷紧皮肤固定血管，右手持采血针30～60° 进针，见回血后固定，采血1～2ml后拔出针头，按压5～10min止血，同时将针头斜面刺入专用橡胶头轻轻搓动针管，让血液与肝素充分混匀后，立即送检。肱动脉和足背动脉采用同桡动脉进针法。（2）股动脉，位于腹股沟韧带下一横指动脉搏动最明显处，股动脉内侧0.5cm处是股静脉，采用垂直进针法。患者取平卧位，穿刺侧大腿略外展，暴露腹股沟，触摸动脉最强处，消毒患者皮肤和操作者左手食指和中指，压住动脉两指分开，右手持采血针垂直进针，快速进入皮肤，再缓慢进针见回血后固定，采血1～2ml后拔出针头，按压5～10min止血。如未见回血，退出穿刺处到皮下,不用完全拔出，根据动脉搏动重新调整穿刺位置进针直到看到鲜血，利用动脉压力将血自动充盈注射器，必要时也可轻拉针栓，但切勿用力过猛，以免空气进入影响检测结果。

1.动脉血取血法

用2ml或5ml消毒注射器,按无菌操作抽取肝素（1ml=1000U,用生理盐水配）0.5ml，然后将肝素来回抽动，使针管全部湿润，将多余肝素全部排出。皮肤消毒后，穿刺股动脉、肱动脉或桡动脉，取2ml动脉血，不能有气泡。抽出后用小橡皮封针头，隔绝空气，将注射器放在手中双手来回搓动，立即送检。填写申请单时要求写出诊断、抽血时的体温和血红蛋白量，是否用氧及其流量，以便分析。如不能及时送检，应放在冰水中保存（勿用冰块，以免细胞破坏而溶血），但放置时间最长不超过2h。

2.毛细血管血采取法

采血部位常为耳垂或手指。婴儿取足跟或大脚趾，局部先用热毛巾敷或轻轻按摩，使毛细血管充分动脉化。在毛细管一端装上塑料帽（红色）。将小铁针插入毛细管并让它滑到有塑料帽的一端。将采血部位消毒，然后穿刺皮肤以使血液自然流出为宜，把毛细管插入血滴中部采血以防空气进入毛细玻管。套紧毛细管塑料帽，然后在毛细管的另一端套上塑料帽。用磁铁在玻管外来回移动，使玻管内铁针来回运动20次，达到血液与肝素混合的目的。如不能及时送检，标本可水平位贮放在冰水中（不能超过2h）。

注意事项：

（1）操作前要做好患者的心理护理，消除其恐惧心理，心情放松，避免因情绪紧张过度呼吸、屏气影响血气分析的准确性。若穿刺失败不必慌张，应及时向病人及家属做好解释工作，再仔细摸清动脉的搏动点、走向和深度进行穿刺。

（2）操作时严格执行三查七对和无菌操作原则。

（3）股动脉穿刺因动静脉位置离得近，外侧有股神经，斜刺宜深入静脉或神经，小儿在膀胱充盈时斜刺入过深，易损伤膀胱造成感染出血。

（4）对有凝血功能障碍、服用抗凝剂及溶栓治疗的病人采血后应延长压迫时间，直至确保无出血。

（5）采取动脉血气标本时，必须防止空气混入，标本采集后立即送检，以免细胞代谢耗氧使氧分压下降，二氧化碳分压增高造成误诊、误治，增加患者的经济负担和精神痛苦。

（6）若发现针刺部位肿胀、疼痛应及时给予冷敷止痛等处理，尽可能地减轻患者痛苦。

二、血液黏度检测

血液黏度是血液流动时邻近两层平行流体层互相位移时的摩擦而形成的阻力。对其测定可为临床许多疾病，特别为血栓前状态和血栓性疾病的诊治和预防提供一定的参考依据。

由于生理活动昼夜节律和饮食对血细胞比容、血浆蛋白成分、血浆黏度和血液黏度都有影响，应当注意采取血标本的时间和其与饮食的关系。一般前天晚上素食，检测当天空腹，晨8时采血。采取时肘前静脉抽血，压脉带压迫的时间应尽可能缩短，针头插入后，应在压脉带松开5s后开始采血，抽血时用力不宜过猛。抗凝剂以用肝素（10～20U／mL血）或EDTA·Na_2（1.5g/L血）为宜,为防止对血液的稀释作用，应采用固体抗凝剂。

三、骨髓穿刺及涂片要求

1.穿刺部位首选髂后上棘，次选髂前上棘、胸骨。

2.采取骨髓液时，应严格遵守无菌技术，抽取动作要缓慢，吸取骨髓量勿超过0. 3mL，以免血液混入稀释，使所吸标本不能代表骨髓。

3.玻片要求清洁，涂片薄而均匀，应涂片10张左右，并同时制备两张外周血片做对照之用。

4.如需同时做细菌培养和病理检查的病例，应先吸少量骨髓液作涂片后再吸取所需骨髓液和骨髓组织。

第七章　检验医师在临床的作用

第一节　检验医师的发展、培训与职责

检验医师是具备血液学、临床化学（包括毒理学）、微生物学、免疫学以及输血医学等专业基础知识和相关学科的操作技能,能充分利用实验室检查结果,对人类疾病进行诊断和治疗的跨学科的专门人才。检验医师在检验与临床工作中起着重要的桥梁作用。世界上许多国家，如美国、英国、日本、韩国等将检验医学称为临床病理学,将检验医师称为临床病理学家（CP）。临床病理学家（CP）和解剖病理学家（AP）统称为病理学家。

一、检验医师的发展

在医学发展史上，医学检验是与临床医学其他学科一同诞生的。在20世纪中叶，医学检验学发展为一门独立的学科。由于检验医师在促进检验医学和临床医学的紧密联系，推动实验诊断技术的发展，提高临床各专业利用实验医学的水平中起着重要的作用，检验医师的队伍越来越壮大，其培训也逐渐成熟并规范化。以美国为例，1922年美国成立了美国病理学家协会（ASCP），该协会的成立大大推动了检验医学的发展和检验医师的成长，1926年ASCP建立了毕业后临床病理学家培训体系，向合格者颁发认可证书。马塞诸塞总医院、耶鲁大学医院等相继制订培训方案，建立临床病理学家培训基地，培育了大批合格的临床病理学家。在日常工作中，临床病理医师有明确的岗位职责，负责临床、教学、科研和实验室管理工作，发挥了越来越重要的作用。随着临床需求不断增加，如在约翰霍普金斯医院，临床病理系的每一个实验室都有4名以上临床病理学家。经过近一个世纪的实践，临床病理学家的培训逐步成熟、完善，尤其近二十年发展迅速。1994年ASCP发现美国既往的培训方案所培育的临床病理学家无论在医院还是临床实验室中所起的作用均有限，通过反复讨论，将临床病理学家的培训目标确定为：以科学为导向培育的临床病理学家不仅能为各科临床医师提供咨询服务，而且能在复杂的医疗环境中起领导作用。2000年美国医学考试协会和专业医

师认可委员会也分别重新定义了病理学家的准入条件，具体要求为：①具备为患者服务的能力；②全面掌握医学基础知识；③具有良好的交流、沟通能力；④接受完整的、系统化的实践培训；⑤以实践为基础不断学习和提高专业技能；⑥敬业精神。临床病理学家培训基地及其制订的培训计划亦需得到临床病理医师和科学家学会认可。

除美国以外，其他国家和地区亦先后成立临床病理学家相关学会及培训体系，例如：英国部分医院早在20世纪初就建立了临床病理学科，并将其定义为探究人类疾病的发生、发展过程，为临床诊断和治疗提供信息的重要学科。英国的临床病理学家细分为免疫学家、血液学家、微生物学家、生化学家。1962年成立英国皇家病理学家学会，并制定了临床病理学家的准入、培训、考核标准，临床病理学家通过专科医师培训委员会（STA）和毕业后医学教育培训委员会（PMETB）的培训及考核后方被认可。

在我国台湾，临床病理学的毕业后教育方案和临床病理学家的认可标准，由台湾临床病理学家学会（TSCP）制定，临床病理学家的培训内容包括临床化学、微生物学和病毒学、临床血液学、输血医学、临床血清学和免疫学、实验室管理以及临床寄生虫学，近年来，还增加了实验室信息学和分子生物学。台湾各级医院通过TSCP的认可方能实施临床病理学家培训，且需每三年进行一次评估，2003年共有22家医院得到认可，总共培养了116位合格的临床病理学家。

我国的检验医学起步较晚，但发展迅速。2003年中华医学会检验医师分会在北京成立，制定了我国检验医师准入、培训、考核等一系列标准。随后，经审核、评估、现场考核，卫生部在全国多所医院设立了检验医师培训基地，标志着我国检验医师的培训、考核、管理向国际化发展。

二、国外检验医师的培训与职责

各国检验医师培训及职责大体相似，以美国为例，美国临床病理学家的培训目标是：①胜任咨询工作，为临床医师和患者提供咨询服务。合格的临床病理学家首先是一名临床医师；②具备实验室管理能力，如评估和改善信息系统，了解临床实验室技术和原理，确保实验室检查项目的质量以及临床能获得可靠有效的诊断信息；③熟悉检验仪器的性能、操作、原理；检验项目的检测原理、影响因素、方法学评估、临床意义；相关疾病的实验室诊断依据和相应的检测项目；

标本采集要求，贮存、运送条件及注意事项，能根据病情，正确选择检查项目并分析结果；④掌握和运用以实验室为基础的临床诊疗技术。如细胞治疗技术；⑤能在各种医疗环境，包括疑难病例会诊中，充分发挥作用，协助临床诊断和治疗；⑥形成良好的自学习惯，对感兴趣的问题或病例进行深入探究，认识并理解新知识、新技术的研发在临床诊断中的重要性。

在医疗实践中，临床病理学家的职责是：①为各科临床医师提供咨询服务，常被认为是“医生的医生”。当临床医师遇到疑难病例时，临床病理学家能对相关实验室检查结果提供及时、准确的解释，帮助临床医师正确诊断，并追踪了解治疗效果。此外，在实验室检查项目日新月异的时代，临床医师更加需要临床病理学家提供检测项目的选择和临床意义等解释意见；②为患者提供咨询服务。临床病理学家不仅仅作为“实验室医生”，他们经常参与患者的会诊或诊疗，有时直接向患者提供咨洵服务；③实验室的管理者。管理实验室，并负责制定实验室质量控制及质量保证方案，带领实验室提供经济有效的高质量的医疗服务；④领导者。临床病理学家常在全国、区域性专业学术团体或科研机构中担任主席或成员，领导学科发展；⑤科学研究。临床病理学家通过了解疾病发生本质，发现疾病的诊断、控制以及预防的更佳方法，具有找寻问题根源的职业精神，常被称为“医学侦探”；⑥教育者。临床病理学家通过各种方式将知识传播给同行、临床医师、住院医生和医学生。

在美国获得临床病理学家资格需具备如下条件：①获得医学博士学位；②通过美国医师资格考试（USmLE）第一、第二阶段考试，在美国以外国家接受医学教育的申请者还需通过TOFEL；③通过临床技能评估考核。考核十个病例（通常包括内科、外科、妇产科、儿科）；④完成住院医师培训（NRMP）；⑤通过USmLE第三阶段考试。

临床病理学家住院医师培训时间一般为3年，需轮转临床化学、实验室管理、微生物、血库与输血、血栓与止血、组织相容性、血液学、血液病理学、免疫学、免疫病理学、流式细胞术实验室，培训内容通常包括：①临床化学：血气和电解质、生殖内分泌学、胃肠病学、神经化学（先天性缺陷试验）、毒物学；②实验室管理：成本效益、信息系统评估。实验室设计、装修、重建；③临床微生物学：普通细菌学（包括抗菌药物敏感性试验和血培养）、厌氧细菌学、真菌学、分枝杆菌学、血清学、病毒学、寄生虫学、分子诊断；④血库与输血：献血者筛选和管理，血浆分离置换法治疗的应用、限制和并发症；输血患者的评估和管理，输血配型试验、抗体筛查、成分输血的适应证评估及各类反应的治疗；⑤血栓与止血：日常签发20~30套凝血检测报告，根据结果诊断并处理凝血及出血异常。还需对门诊、住院患者提供凝血咨询，参加儿科凝血病例讨论会；⑥组织相容性：应用血清学及分子技术进行HLA分型，HLA抗体筛查及结果解释。实体器官和（或）骨髓移植前配型，诊断、治疗体液排斥反应。监测同种异体造血干细胞移植物移入或嵌合现象；⑦血液学：外周血涂片，血红蛋白电泳及定量，血象分析，血液学相关的化学、免疫学试验，定量流式细胞术，红细胞、白细胞病的鉴别诊断，骨髓穿刺及活检；⑧血液病理学：骨髓抑制、骨髓增生性疾病，髓细胞性、淋巴细胞性白血病及淋巴瘤。血液学恶性肿瘤诊断中的造血细胞标志物（流式细胞术及免疫组织化学）以及遗传物质（细胞遗传学及分子遗传学）分析；⑨免疫学/免疫病理学：血清、脑脊液、尿液标本的琼脂糖凝胶电泳、免疫电泳及免疫固定，散射比浊法定量检测免疫球蛋白、补体蛋白及急性时相蛋白、间接免疫荧光法检测自身抗体、直接免疫荧光法诊断肾病、补体活性及其抑制物；冷沉淀蛋白及血清黏度分析；⑩流式细胞术：流式细胞术用于免疫表型及DNA分析，免疫表型诊断免疫缺陷及淋巴瘤/非白细胞性白血病。

临床病理学家培训重点是基于知识和技能的实践能力。在实验室轮转期间，培训临床咨询和异常结果的解释以及病例分析的能力。以临床病理学家的身份承担实验室日常工作，学习和实践利用病理生理学相关知识分析检测结果的技能，通过分析病例锻炼其咨询和临床思维能力；参与有关质量保证、能力验证、人员管理、开支预算以及仪器和方法评估的管理层会议；参与学术讨论会、病例讨论会等不断积累知识及临床经验。此外，值一线班（包括晚上和周末，高年资住院医师或主治医师值二线班），24小时接受临床咨询，并记录咨询内容，定期对咨询内容进行学习和讨论，事实证明，这种培训显著提高了住院医师的实际技能。

三、我国检验医师的培训与职责

2003年卫生部制定了检验医师准入和培训细则。医疗专业毕业后，完成检验医师专科培训计划，考试合格者可成为检验医师。培训目标为：通过培养使受训者能够正确掌握临床医学检验的常规检验技术及应用，熟悉内科临床诊疗技能，熟悉各类自动化仪器的校准、性能、使用、维护、保养及实验室信息与质量管理。受训者在具备实验室检验技术操作能力的基础上，能够指导实验室检验与临床诊疗相结合，并为临床疾病的预防、治疗及康复等提供咨询。

中华医学会最新出台的"临床医学专业中、高级技术职称评审"文件中明确规定了检验医师的作用，即提供"咨询服务，特别在实验选择、结果解释上提出指导性意见，为临床合理有效地应用实验结果提供正确信息，积极参与有关疾病的诊断、治疗、预防工作"。检验医师的职责概括为：①提供咨询服务；②开发新项目，引进新技术；③承担实验项目的质量管理、监督并及时纠正错误或不准确的实验报告，充分考虑各项检查的诊断效率，结合临床综合分析实验结果；④定期收集和评估临床医护人员、患者对检验效率、质量的反馈并组织改进；⑤参与临床疑难病例讨论和会诊，为临床提出有价值的诊疗建议；⑥参与临床科研合作，开展基础与应用的临床观察和研究；⑦承担医学生教育（必要时）和医务人员的培训、继续教育。

为使检验医师具备以上能力，卫生部制订了详细的培训计划和方案。检验医师的培养方式以临床实践和科室轮转为主。在内科培训的基础上，接受检验专业培训。内科轮转包括心血管内科、肾脏内科、呼吸内科、消化内科、内分泌科、血液内科、感染科7个专业，时间为14个月。通过全国执业医师考试后再进行检验科轮转，时间为22个月，轮转专业包括临床基础检验、临床化学检验、临床免疫学检验、临床血液学检验、临床微生物学检验、急诊检验和输血检验7个专业，前5个专业分别为4个月，后两个专业分别为1个月。此间需参加相关科室的专业查房和科巡诊，以内科、感染科为主。此外，还规定了相关方向的自学内容，包括相关专业的国内外专著、期刊和互联网相关内容，以读书报告会、书写论文以及评估阅读英文文献速度等形式进行检查。

参与临床医疗活动以轮转的方式，以内科为主，达到能熟练掌握问诊技巧、基本体检和临床技能，全面了解各系统疾病的发病机制、临床表现、诊断和鉴别诊断、治疗方法、预防措施，以及治疗时可能出现的不良反应和处理措施。具备独立处理常见疾病的能力，在临床主治医师带领下查看患者、回顾病史和结合实验室指标分析病情，参加病例讨论、会诊，以有效地学习临床知识。

在检验科轮转期间，参与各专业实验室工作，达到全面掌握相关检验知识的目的。应熟悉检验仪器的原理、操作、维护和保养；检验项目的测试原理、影响因素及临床意义；标本采集方法或采集的最佳时间、要求、贮存、运送条件及注意事项；对实验室质量控制有清楚的认识，并参与室间质评和室内质量控制活动；对检验报告的格式、内容和意义有全面的了解；熟悉和熟练运用实验室信息系统。

目前卫生部颁布的评估标准分为两个等级：基本标准和最高标准，前者要求掌握基本的检查项目和操作技能，后者对英语和科研能力、质控操作、临床查房及科室巡诊提出更高要求，对检验医学各亚专业的培训制定了明确而具体的要求。

第二节　检验医师在检验与临床的作用

医学实验室，又称为临床实验室是以为诊断、预防、治疗人体疾病或评估人体健康提供信息为目的，对来自人体的材料进行生物学、微生物学、免疫学、化学、血液学、生物物理学、细胞学、病理学或其他检验的实验室。实验室可以提供其检查范围内的咨询服务，包括解释结果和为进一步的适当检查提供建议。根据标本处理过程，临床实验室（即检验科）的工作可分为检验前、检验中、检验后三个阶段，即从实验的选择、患者准备、标本采集与运送、标本处理到结果报告和解释，由临床医护、标本运送者、实验室工作人员等协作完成的工作。检验医师在整个过程中作为临床和检验的桥梁，发挥着重要作用。

一、检验医师在检验前的桥梁作用

检验前也称为分析前，指从临床医师开医嘱，到分析检验程序启动时的步骤，包括实验选择、标本采集、标本运输、标本处理、标本在实验室内传递以及患者准备等。以上每个操作的正确实施是检测结果准确的前提，检验前工作的核心是获得合格的检测标本，检验医师的作用包括：

（一）制定原始样品采集手册，并开展培训，以获得合格的检测标本

为了获得合格标本，需制定原始样品采集手册供临床医师、护士、标本运

送者使用。原始样品采集手册通常包括实验室开设项目目录；申请单的填写（含临床资料填写要求）；患者准备；不同项目、部位标本的采集时机、采集方法、采集量及采集次数；所用容器及添加剂；采集者身份标记方法；标本运送要求（温度、运送时间、安全运送的方法等）、延迟运送时标本的贮藏方法；已检样品的存放；申请附加检验项目的时间限制；标本标记方法；标本接收或拒收标准等。

标本的质量是保证检验结果准确性的前提。标本的采集常由临床医师或护士完成，尽管有些医院已在病房等标本采集、运送点发放了原始标本采集手册，但仍然经常出现不合格标本，因此，检验医师需根据实际情况，定期向医护人员培训原始样品采集手册中的相关内容，保证其正确执行原始样品采集手册，以获得合格的检测标本。

（二）定期进行质量评估，并向临床反馈，不断提高标本质量

标本质量评估指标包括：①适宜的标本量：静脉、脑脊液等标本采集量，以既不过多，也不过少为宜。量过少影响检测或复查，如脑脊液常需行常规检查、生化检查、微生物检查、微生物检查还需接种多种培养基等，标本量过少甚至难以完成所申请的项目。有时标本量影响检测结果，如：血培养阳性率与采集的血量有关，合格的血量可保障血培养阳性率。然而，标本量过多也不经济，有时因病情复杂，检查项目多，抽血次数多，甚至可能导致医源性贫血。因此，最好定期评估标本量，并及时调整；②标本采集次数：如发热待查患者血培养应在不同部位采集两套。每套包括需氧培养瓶、厌氧培养瓶各一个，如此采集有助于提高检测阳性率、亦有助于判断污染。一般情况下，腹泻患者大便培养标本不多于2份，2次以上的大便培养对提高阳性率意义不显著；③标本的质量：如痰液显微镜检查白细胞、上皮细胞数量，评价痰液质量；静脉血标本溶血情况；④血液、体液、尿标本等的污染率。检验医师需采取各种方式反馈标本质量评估结果，必要时对相关人员进行培训，以便不断提高标本质量。

（三）采取多种沟通形式，以使临床医师能正确选择检测项目，提高临床诊疗水平

近年来，实验诊断学理论及技术迅速发展，新技术、新项目不断应用于临床，临床医师难免在检查项目的选择、方法学评估、临床意义、结果解释、标本种类、采集方法、重复次数等方面存在疑问，检验医师需提供咨询服务和建议，介绍最新的临床诊断和治疗技术，尤其是特殊检查项目或用于诊断和治疗的新项目。例如：HIV基因分型、表型分型及PCR检测因子VLeiden基因变异，评估血栓形成危险性，该分子诊断试验对艾滋病患者的诊疗具有良好的成本效益。随着实验诊断水平的提高，此类咨询服务将会越来越重要。

有时，临床医师申请实验室检查的目的在于鉴别诊断或排除诊断，在这种情况下，检验医师需选择检测项目组合，综合分析、评价各项目的检测结果，为临床提供鉴别诊断、排除诊断的依据。

（四）检验医师承担检验项目的临床应用管理

一般而言，检验项目的临床应用管理主要涉及微生物学、血液学及分子病理学，目的是管理在医学及经济学上影响医疗质量和成本的特殊试验，避免过度使用实验室服务，导致不必要的成本增加。

检验项目临床应用的总体管理服务是一个计划、组织、指导、帮助、控制的过程。检验医师提供主动服务，确定检验项目临床应用的政策及规程，并对检测项目进行预审核、即时审核及回顾性审核，以建立成本-效益控制。

当临床医师（常为住院临床医师）申请检测成本高、标本量小，需外送的检测项目时，检验医师应根据已有政策及医学知识分析后决定拒收或接收，这是降低实验室外送标本成本的有效途径。研究发现，许多不合适的检验申请与打字错误有关，约占外送申请的40%，医院信息化系统，如项目申请输入的自动化系统，将在优化个体化患者服务中起重要作用。

二、检验医师在检验中的桥梁作用

检验结果的准确性除依赖于标本质量、相关的临床资料外，还与方法学、检验过程、人员、试剂、仪器、结果的报告等有关。检验过程涉及方法确认和验证、标准化操作、生物参考区间的确定、实验室内部质量控制体系、测量系统校准和验证等方面。检验医师参与并管理检验中的每一个环节，如常规监督测量系统校准和验证，以确保结果的溯源性，提高结果的准确性；制订实验室检测程序的方案和内容，确保其适宜性并方便操作；制定检验方法的质量保证和质量控制体系，确保检验方法的有效性，以达到检测目的和要求；确定质量保证标准以及各检测结果的最终报告。

（一）开展新的检验项目及方法之前，与临床医师讨论

随着科学技术及医学的发展，新的技术和新的诊断指标不断出现。在建立新方法，开展新检测项目以前，检验医师应首先与相关专业的临床医师讨论其诊断意义，再进行方法学评价，保证结果达到检测要求后，方可用于临床诊断。在此后的使用过程中，检验医师还需进行随访，综合分析临床诊断、治疗效果，以及实验室检测结果，评价检测结果的可信性和技术的准确性，以调整检验过程（包括检验前、中、后全过程），确保检验方法的有效性以达到检测目的和要求。

（二）生物参考区间应具有临床适用性

检验医师应定期评审实验室所开展检验项目的生物参考区间，必要时进行调整。当怀疑某一特定生物参考区间不再适用于参考人群时，应开展调查；当实验室更改检验程序或检验前程序时，应评审生物参考区间；当开设新项目时，应验证生物参考区间的适用性。检验医师在生物参考区间更改前应与临床医师讨论，更改后进行随访。

（三）危急项目的管理应满足临床要求

检验医师应定期评估危急项目，并就危急项目的设定、危急值、危急检测的标本周转时间、危急报告方式的确定等与临床医师讨论，最大限度满足临床需要。此外，检验医师应重点关注实验室工作人员实际工作情况，确保其规范地执行危急项目操作规程。

（四）检验项目检验周期应与临床医师讨论

确定检验医师应与临床医师讨论检验项目的检验周期、报告时间，以满足临床需要。

（五）特殊项目的日常检测，为临床诊断提供依据

某些具有诊断意义的检测项目，如骨髓检查、细胞学检查等，需由检验医师签发诊断性报告，作为临床诊断的依据。

（六）在结果报告中附加解释性评论和（或）描述性分析，以帮助临床诊断

一般检测项目及检测结果由检测者直接报告，但某些特殊检测项目常与特定临床表现有关，检验医师应在结果报告中附有解释性的评论和描述性分析。有时需要参考患者的病史或与临床医师讨论，针对性地给出诊断性报告和解释。

此外，某些特殊检测结果也需要检验医师结合患者病史评价其符合性后才能发送。如果经分析发现因受干扰物质或其他非正常因素影响而造成检测结果不能客观反映患者病情时，检验医师应在报告中附注相应的解释或评价，以免误导临床判断。

复杂的检测项目，即使检测结果在正常范围内，通常也需要附有解释性的评论和描述性分析：血红蛋白电泳、蛋白电泳及定量、蛋白转印技术检测血液或其他体液蛋白、血小板聚集试验、荧光法检测非感染性抗体筛选、荧光法检测非感染性抗体滴度、血清免疫电泳、其他体液免疫电泳、二维免疫电泳、标本暗视野检查、包涵体或寄生虫染色涂片检测、除尿液外所有体液光学显微镜下晶状体鉴定，以及核酸分子诊断、纤维蛋白溶酶或凝血异常筛选、蛋白转印技术组织蛋白分析等。

三、检验医师在检验后的桥梁作用

检验后程序也叫分析后期，指检验后的全部过程，包括系统性评审、结果报告与传递、规范化的报告格式和结果解释等。检验医师必须具备临床知识和实验室诊断的临床应用知识，临床医师亦需充分了解检验结果的临床意义和局限性，才能充分利用检验结果为疾病诊断、控制、预防服务。检验医师和临床医师讨论并解释检验结果，有助于提高疾病诊疗效率，也可促进相互学习和丰富知识。

检验医师的大量咨询工作在分析后期，向临床医师提供咨询服务。检验医师就患者情况向临床医师提供咨询服务，这种咨询服务不同于常规的检验医师与临床医师的交流。仅在以下情况下实施：①应患者主治医师要求；②与异常实验结果相关的临床表现；③保存于患者病历中的叙述性结果报告；④检验医师给出临床判断的解释性结果报告。

向患者及家属提供咨询服务。检验医师对患者的诊断、治疗、随访等方面的医学观点及判断常通过外科、肿瘤科等临床医师表达，很少直接向患者及家属提供咨询。然而，有些情况下，许多检验医师，尤其有专科背景的检验医师对患者及家属所关心的问题可能具有更丰富的知识，并且理解更透彻，能向患者或家属提供更好的咨询服务，如对前列腺和泌尿外科病理熟悉的检验医师可能比普通外科医师或泌尿外科医师更好地解释前列腺特异性抗原水平与组织活检结果的关系。在疾病治疗方面，检验医师能根据最新的医学知识提出更客观、更好的治疗建议，而不存在专业偏差或经济利益。此外，在医学新领域，如肿瘤和其他疾病的危险性评估、预防医学中，检验医师在分子遗传学等领域的知识很可能成为直接向患者及家属提供选择特殊实验室检查并对结果进行解释的最适宜的专科医师。

在实验室中，检验医师通常是实验室负责人或至少参与实验室管理，负责实验过程的选择和确定，包括实验所发现问题的报告、实验步骤；建立和修订实验操作规程和实验室制度，主动参与实验室日常管理，处理重要的实验室问题（如人力资源管理、运作计划、预算和资金管理）、质量控制和质量保证问题，实验室认可相关事宜；根据技术的进步及临床医师的需要研发或引进新项目或新方法。此外，培训实验室技术人员及住院医师是检验医师的一项重要工作，培训方式包括个别指导、讲座、讨论会等。

总之，检验医师在实验室内，参与日常工作和管理，制定实验室操作规程和管理方案；保障检测结果的准确性；为临床提供有效的诊断信息。在临床上，发挥其实验诊断医师、咨询医师的作用，采取提供咨询、应邀会诊、组织或参加病例讨论会、学习交流会、印发宣传资料等多种形式向临床介绍实验室诊断相关理论及技术，为临床诊疗提供建议。就新方法新项目的引进、生物参考区间确定、危急项目管理、标本周转周期、申请单/报告单格式等与临床医师讨论，以满足临床需要。当发现少见结果、难以解释的结果时,查阅资料，组织病例讨论，或进行深入研究。公开发表论文，以引起更多临床医师的警惕和关注。

作为检验与临床的桥梁，检验医师必将推动检验医学的迅速发展。

第八章　临床检验医学的质量控制

检验质量控制是临床实验室管理的核心。国家标准CNAS-CL02:2008《医学实验室质量和能力认可准则》中指出，临床实验室的质量管理是指从临床医师提出检验申请医嘱开始至实验室检测完成，并将检验结果发至临床整个过程中一系列保证检验质量的方法和措施。应包括分析前、分析中和分析后质量控制的三个阶段。

第一节　分析前的质量控制

分析前阶段，又称为检验前程序，是指从临床医师提出检验申请、患者准备、标本采集、运送到实验室并在实验室内传递。分析前阶段主要在临床实验室外进行，由医生、护士、护理人员以及受检者和家属共同配合来完成，是最易出现问题、潜在因素最多的环节，最难以控制。经过统计，在临床不满意的检验结果中，60%以上是因检验标本质量不合格所致。分析前的质量控制是全面质量控制的基础和前提。

一、分析前的质量控制

这一阶段的质量控制是整个检验质量控制中一个容易被忽视却非常重要的环节。环节众多，头绪繁复，须认真对待每一个环节。

（一）检验项目申请

检验项目申请是实验室检查的第一环节。检验人员特别是检验医生，因为对临床实验室检验项目的了解更全面、深入，应经常向临床医生介绍实验室新开展的检验项目，探讨和评估检测项目的实验方法和临床价值，为患者进行循证医学服务。

首先从循证医学的角度选择最直接、最合理、最有效、最经济的一项或多项组合提出检验申请，具体内容包括患者的临床表现和体征，目的是明确诊断、鉴别诊断或治疗。这一环节虽不直接影响检验结果的准确性，但如果盲目提出申

请或进行大范围检查将影响对疾病诊治的有效性，如不符合循证医学的要求，加重患者的经济负担。（见表8-1）

表8-1：临床症状与实验诊断项目的选择

症状	检验项目							
发热	血常规	尿常规	C反应蛋白	血沉	降钙素原PCT	微生物检查	血清总补体	免疫蛋白	蛋白电泳
水肿	尿常规	B2微球蛋白	总补体	蛋白电泳	TP	ALB	补体C3 补体C4		
咳痰咯血	TB抗体	TB菌检查	血清铁蛋白	NSE					
胸痛	肌钙蛋白	心肌酶谱	冷凝集反应	ACE					
呼吸困难	CK	LgE	特异LgE抗体	血气分析	细胞免疫检查				
心悸	肌钙蛋白T、I	心肌酶谱	肌红蛋白	Fe	T3、T4				
恶心呕吐	ALT	血酮体	尿酮体	胆红素	LC	CA19-9			
腹痛腹泻	血尿 AMY	便常规 便隐血	血尿hCG	AFP CEA	胰脂肪酶	霍乱弧菌检查			
黄疸	血常规	尿常规	TBA	TBIL	AST、ALT	甲肝抗体	乙肝两对半	AFP	CEA
关节痛	抗核抗体	类风湿因子	血沉	ASO	关节液检查				
血尿	尿常规	ACP PAP	总补体 CH50	PT APTT	细胞形态检查	尿沉渣检查			
头痛	红斑狼疮	CSF系列检查	抗核抗体						
晕厥	血清铁蛋白	Fe	TLSC	T3	T4	血糖			
意识障碍	K、Na	Cu、Ca	血氨	血酮体	尿酮体	PT	血糖		

（二）医生或护士医嘱

1.临床医生

医生是患者诊疗方案的制定人。一个检验项目的流程始于临床医生的检验申请。所以，临床医生应掌握检验项目的临床意义和影响因素，熟悉疾病的病理生理变化与检验指标的内在联系和实验室诊断性能。根据病情的需要选择合适的检验项目或项目组合，把握检验项目的针对性、有效性、时效性和经济性，指导标本的采集，积极与检验人员进行沟通，正确分析检验结果，并将其转为疾病诊疗的有效信息。

临床医生应注意：①可能对临床实验室开展的检验项目不十分了解，或对检验项目临床应用评价指标不清楚，需要向检验人员咨询。作为检验人员应采用各种机会向医护人员介绍新项目的特点、临床意义以及与已有项目的区别，帮助医生更好、更快地掌握检验新知识。②临床医师有时忽视进行某项目检查，检验人员有责任予以提醒。如对于一些长期应用抗生素的患者，往往忽视做有关菌群失调的检查，如深部真菌的检查。在对患者标本分析过程中，发现一些临床医师原先意想不到的情况，例如患者无黄染现象，但血清黄色过深，就应建议做有关胆红素的检查。

2.临床护士

护士是检验申请的执行者。护士需执行医生检验申请单医嘱，准备标本采集容器、完成标本采集。在标本采集过程中要规范操作，防止标本采集出现误差，否则对分析前检验质量控制影响较大。护士指导患者做好标本采集前的准备工作。临床医生、护士和检验人员有责任向患者说明做该项检测的目的及注意事项，尽力争取患者的协助，特别是由患者自己留取标本时，要告之留取方法，以及保证采得高质量的标本。护士采集标本前必须严格执行查对制度，认真核对患者的标识，核对无误后，方可进行标本采集。

（三）患者准备

为使检验结果有效的为临床服务，医务人员包括实验室人员应充分了解在标本采集前影响结果的非病理因素，这样才能对患者提出要求，切实采取措施。使其予以配合，保证采集的标本符合实际病情。

1.患者状态

一般需要患者在安静状态下，采血环境温度不能过高或过低，如患者处于高度紧张的状态时，可使血红蛋白、白细胞增高；劳累或受冷等刺激，也可见白细胞增高。

2.运动

运动会引起血液成分的改变。运动可暂时性引起血浆脂肪酸含量减少，丙氨酸、乳酸含量增高；如激烈运动后使与肌肉相关的酶如CK、LDH、ALT、AST

等的测定值持续升高，并且有些项目恢复较慢，如ALT在停止运动lh后测定，其值仍可偏高30%~50%。因此应嘱咐患者在安静或正常活动下收集标本。

3.饮食

多数试验要求在采血前禁食12h，理想的采血时间是早晨七点到八点，最后一次食物和液体摄入时间最好在前一天下午6点到7点，因为饮食中的不同成分可直接影响实验结果。

4.药物

药物对检验的影响非常复杂，血样采集应在不服药期间，如在早晨服药前。如某种药物不可停用，则应了解可能对检验结果产生的影响。一些药物可使体内某物质发生变化，如肝素及甲状腺素使血中胆固醇降低；一些药物干扰测定中化学反应，如抗坏血酸可干扰Trinder反应，使酶法测定胆固醇、葡萄糖、甘油三酯的检验结果偏低。

5.体位

血液和组织间液因体位不同而平衡改变，引起细胞成分和大分子物质的改变较为明显，如由卧位改为站位，血浆白蛋白、总蛋白、酶、钙、胆红素、胆固醇及甘油三酯等浓度增高，这种改变在有水肿的患者中比在健康人中更明显。由于体位的因素，在确立参考区间时，应考虑门诊和住院患者可能存在的结果差异，故采集标本时要注意保持正确的体位和保持体位的一致性。

6.血样采集时间

血中不少物质有每日、每月的周期性变化，因此应该知道标本采集时间，才能对每次结果进行比较。如女性生殖激素与月经周期密切相关；胆固醇则在经前期最高，排卵时最低；纤维蛋白原在经前期最高，血浆蛋白则在排卵时减少。胆红素、血清铁以清晨最高；血浆蛋白在夜间降低；血Ca往往在中午出现最低值，故采样应尽可能在相同时间进行。

（四）标本的采集

1.血液标本的采集

血液标本可来自于静脉、动脉或毛细血管。静脉血是最常用的标本，静脉穿刺是最常用的采血方法，毛细血管采血主要用于儿童。血气分析多使用动脉血。

2.尿液标本的采集

尿液标本有随机尿、清晨空腹尿、定时尿（3h、12h、24h尿）、餐后尿及特殊体位尿等，根据检查项目选择标本的采集类型。定量生化分析多收集24h尿液，其采集方法如下：嘱患者于清晨7时排空膀胱，弃去尿液，记录开始留尿时间，患者解第一次尿时即应加防腐剂，使之与尿液混合，防止尿变质；至次晨7时排尽最后一次尿，即24h尿液，混合后取部分送检。

3.粪便标本的采集

粪便检验应取新鲜标本，选取含有黏液、脓血等病变成分的粪便，外观无异常的需多处取材。盛器要洁净，不得混有尿液，不可有消毒剂及污水，以免破坏有形成分，使病原菌死亡。标本采集后应于1h内检查完毕，否则可因pH及消化酶等影响导致有形成分破坏分解。做化学法隐血试验，应于前三日禁食肉类、含动物血食物、铁剂及维生素C。做细菌学检查的标本应采集于灭菌有盖的容器内立即送检。

4.脑脊液的采集

脑脊液标本的采集由临床医生进行腰椎穿刺获得。正常脑脊液为无色、清亮水样液体，当脑组织和脑膜有病变，如感染、外伤或肿瘤时，可使脑脊液发生变化，主要反映在颜色、透明度、细胞及各种化学成分的改变。穿刺后先做压力测定，测压后一般将脑脊液标本收集于三支无菌试管中，第1管做细菌检查，第2管做生化检查，第3管做细胞汁数。脑脊液标本应尽量避免凝固和混入血液，标本采集后要立即送检，久置后致细胞破坏，影响细胞计数及分类检查；葡萄糖分解，使葡萄糖含量降低；还可致病原菌破坏或溶解。

5.浆膜腔积液的采集

浆膜腔积液一般由临床医生用浆膜腔穿刺术获得标本。正常情况下，人体胸腔、腹腔、心包膜等有少量液体，它们主要起着润滑浆膜的作用，当浆膜发生病变时，如炎症、循环障碍、恶性肿瘤浸润等，浆膜腔液产生增多并积聚在浆膜腔内，称为浆膜腔积液。检测浆膜腔积液的某些化学成分。如蛋白质、葡萄糖、酶及肿瘤标志物等，有助于了解浆膜腔积液的性质和病因。标本采集后，为防止细胞变性、出现凝块或细菌破坏溶解等，送检及检查必须及时。同时为防止凝固，采集后可加入100g/TEDTA钠盐或钾盐抗凝。

（五）标本的分离、储存和转运

标本处理不当将可能引起比分析更大的误差。因此，标本采集后应重视其分离、储存和转运的处理过程,每一个环节中都有不同的要求。

1.分离

许多检验项目是测定血清或血浆的成分,血液标本采集后应2h内完成分离血清或血浆，否则可发生红细胞与血清之间成分的相互转移，或细胞中的某些酶分解待测物等，而影响检验结果。如血清无机磷可由于红细胞内有机磷酸酯被磷酸酯酶水解而增加；血清中葡萄糖可因红细胞内糖酵解酶的分解作用而降低；钠存在于红细胞与血清中之比为1:2；钾在血清和红细胞中之比为1:20；钙在红细胞中极少，几乎全部在血清中。因此，标本测定前需注意及时分离。分离后需检查是否溶血、脂血或胆红素血。尿液、脑脊液和胸腹腔积液等标本常需离心，取上清液进行分析。

2.储存

分离后的标本若不能及时检测或需保留以备复查时，需要保存。一般应放于4° C冰箱，某些检测项目的标本存放于 -20° C冰箱更稳定。某些检测指标如乳酸脱氢酶的标本应存放于室温，置4℃反而不稳定。因此，应根据不同的检测项目、检测方法要求，选择合适的保存条件，以免影响测定结果。标本存放时需加塞,以免水分挥发而使标本浓缩。

3.转运

标本的运送必须保证运送后所分析的结果与刚采集样本后分析的结果一致。因此，标本转运过程中有如下要求：

（1）标本采集后尽量立即送检，如在室温放置时间过长会造成血液成分的变化，采集后要求由专人尽快送实验室分析，有些检测项目应立即送检。采样后须立即送检的常规项目：血氨、血沉、血气分析、乳酸以及各种细菌培养，特别是厌氧菌培养；采样后半小时内送检的常规项目：血糖、电解质、血液细胞学、凝血试验、体液细胞学、涂片找细菌、霉菌等；采样后1～2h内送检的常规项目：各种蛋白质类、色素类、激素类、脂类、酶类、抗原、抗体测定等。

（2）若标本不能及时转运到实验室，应将标本装入合适的运送容器，置冰瓶或冷藏箱内，包装后运输，运送过程中应避免剧烈震荡。

（3）转运过程中，要视所有标本为传染品，严禁标本直接接触皮肤或污染器皿的外部和实验台。标本用后均要做消毒处理，盛标本的器皿也要消毒处理或焚烧。

二、分析前质量保证体系建立

临床实验室建立分析前质量保证体系，其目的是减少分析前影响因素对检验结果的干扰。

（一）分析前质量管理的特点

1.临床实验室的难控制性

影响检验的分析前因素并非检验人员完全可控，需要医生、护士甚至患者和家属的参与与配合，也需要医政、护理、门诊等部门协调配合。

2.质量缺陷的隐蔽性

并非所有质量缺陷的标本在分析前均被及时发现，部分缺陷是在检测完成或回顾性分析时被发现，亦有部分标本质量缺陷未被发现。

3.影响因素和环节多

从患者准备、标本容器与抗凝剂、防腐剂使用、标本采集与运输直至分析前标本处理的任一环节发生问题，都可能影响到标本质量，追查原因及责任困难较大。

（二）分析前质量管理体系的建立

1.分析前质量管理工作

分析前质量管理工作是临床实验室质量管理体系的重要组成部分，需要医院各相关科室人员共同参与和配合。分析前质量管理工作不仅是一个技术问题，更多的还是管理问题。因此，应该将其纳入医院医疗质量管理体系内来解决。

2.临床实验室应制定各种标本的采集及运送的标准操作规程

对各类标本采集的要求应有明确规定，可以“采集标本须知”或“标本采集手册”等文件形式发放至标本采集部门，其内容至少应包括：①检验项目的名称。②采集标本的程序。③患者的准备。④采集最佳时间。⑤标本采集量。⑥抗凝剂的种类及用量。⑦保存方法、运送时间及运送要求等。

3.分析前质量管理的结果取决于下列条件

①有关科室及人员对这项工作的理解、重视和责任感。②医院职能科室如医务处、护理部、门诊部的重视、参与及协调。③要制定每一个环节的质量保证措施，有相应的检查、评比及考核制度等办法。

4.检验人员在分析前质量管理过程中的作用

①熟悉影响分析前质量的诸要素。②实验室应有专人（最好是检验医生）定期向全院医护人员讲解标本采集要求、方法、注意事项及其重要性，主动走出实验室，深入临床科室了解标本采集情况，进行帮助和指导。③坚持原则、坚持标准、严格把关。

5.统一供给采集标本的用具、容器及试剂（包括抗凝剂、防腐剂等）。

第二节　分析过程中的质量控制

分析中阶段是指从标本合格验收到分析测定完成的全过程。此阶段主要包括标本前处理、分析测定、室内质量控制和室间质量评价。同时实验室应有足够的资源（如仪器设备、试剂及人员）保证分析中的质量控制在临床实验室准确执行。

一、标本前处理

标本前处理是检验工作的基础，包括标本的分离和保存。

（一）标本验收核对

临床实验室人员在接收标本时，应认真检查核对标本和检验申请单。凡不合格的标本（如溶血、血凝或标本管选择错误等）应立即与临床科室联系说明原因，重新采集。所处理的过程应有记录，标本接收及处理应签字登记。检查申请单上应包括的主要内容有患者标识、姓名、性别、出生日期、病历号、科室（病床号）、标本采集时间、采集人和医生签字等。建立患者的个人信息需采用出生日期而非年龄，因为患者数据需要长久保存，所提供的患者个人信息必须准确。为便于检验人员对结果进行分析，检验单上应填写临床诊断，诊断不明者可注明重要阳性体征。

每个标本容器上除粘贴与检验申请单相符的特异识别号码外，还应注明患者姓名、病历号、标本采集时间，以便核对。

（二）标本分析前处理

（1）实验室人员接收标本后，应对接收的标本予以分类，如检测项标本为血清或血浆，需要及时离心，以免细胞内容物渗入血清（浆），注意仍要保持标本管于密闭封口，因管塞移去后血中CO_2丢失，会造成pH值增高，Ca^{2+}和ACP减少，pH值的变化会影响某些检测结果的准确性。

（2）标本凝集要充分，加抗凝剂的血液标本可以立即离心，加促凝剂的标本可于采血后5～15 min离心，抗凝的全血标本（锌、锂、原卟啉等测定时）可以不离心。离心前标本不宜使用小木棒或类似器材去剥离附着于试管壁和管塞上的凝块，因为人为剥离会诱导溶血。

（3）冷藏（2～8℃）或冷藏运送的标本应保持冷藏温度直到准备离心。由于离心时产热不利于分析物稳定，标本必须在要求的温度下离心。一些温度依赖性分析物（如促肾上腺皮质激素、环腺苷酸、儿茶酚胺等）应在4℃分离；温度低于15℃可以使血钾测定值增高；无特殊温度要求的分析物，离心温度应设定在20～22℃。故临床化学分析血液标本离心时最好使用温度控制离心机。

（4）血液标本离心时相对离心力（RCF）为（1000～1200）g，离心时间为5～10 min。标本离心最好一次完成，若需再次离心，应与上次离心相隔时间较短；对于含有分离物质的血标本，绝对不可以再离心。

（5）血液标本离心后至血清或血浆被取出并用于检测之前要注意：①血清或血浆与接触的血细胞和凝块的分离应在采血后尽快（2 h内）完成。②分离的血清或血浆于22～25℃保存不超过8 h；如需保存8 h以上，应置于2～8℃保存；若分离的血清或血浆需储存48h以上，则应置于-20℃保存，且标本不可反复冻融（只能冻融1次）。

（6）保存：对不能及时检验的标本，必须对标本进行预处理或以适当方式保存，这样才能降低由于存放时间过长而带来的测定误差。标本保存应遵循以下原则：①标本应加盖（塞）以防止蒸发。②血液标本应尽快分离血清或血浆。③保存温度一般为4℃。④保存中应注意避光，尽量隔绝空气。⑤保存期限视标本种类及检验目的不同而定，以保证检验结果的可靠性。血清、血浆、体液常规标本一般于4～8℃储存。LD的血清如存放于冰箱中可使其亚基解聚，活性明显降低，故应置于室温。血培养标本应在常温下保存，而不能放在冰箱中。菌种、蛋白质、核酸标本一般于-70℃保存，避免反复冻融。各种不同的检检项目要求的存放条件不同，可参照相关试剂盒的说明书。

二、分析测定

随着新检测项目、新方法、新仪器、新试剂不断地涌现，许多操作复杂、敏感度不高、特异性不强的旧检验方法被淘汰，对临床实验室工作质量管理的要求也越来越高。因此，临床实验室需要合理选择实验方法并对其进行全面、准确的评价。选择常规检测方法时，要结合临床实验室仪器设备、人员技术力量、检测成本等因素，尽量选用国内外通用方法或推荐方法，如没有标准方法，则可选择行业认可的方法或在权威刊物发表的方法，以便于方法的规范化和质量控制，同时重点考虑适用性和可靠检测限、可报告范围和生物参考区间等。方法学评价的具体内容通常包括准确度、精密度、灵敏度、特异性、干扰物质、基质效应、可报告范围、分析测量范围、回收率、试剂的稳定性等方面，同时也应考虑其实用性，包括方法对仪器设备的要求、标本预处理要求、处理批量标本的速度、对操作人员业务水平的要求、最低质量控制的要求、试剂来源和保存条件、对环境有无污染和污物如何处理等。既要考虑实验室经济效益，也要考虑患者的承受能力。检测方法确定后，操作者必须严格遵守实验室制定的检验程序。检验程序不得任意更改，如要修改，必须经过科学验证、统计学处理，证明修改后比原来更精密准确、误差更小并且按照规定的程序进行。每项实验的检验程序均应通过建立标准化操作文件（SOP）而实现标准化。

三、室内质量控制

室内质量控制简称室内质控，是在实验室内对影响检验质量的每个工作环节进行系统控制。它包括标准化分析程序的建立和实施、仪器设备的校准和维护、统计质量控制等。室内质控的基本内容包括质控物、质控图、失控规则和纠正失控等。

四、室间质量评价

室间质量评价又称能力验证，是指多家实验室分析同一标本，由外部独立机构收集、分析并反馈实验室检测结果。评价实验室的检验工作质量及准确性，评价实验室之间的可比性，发现实验室的自身问题并采取相应改进措施，为实验室执照评定和认可提供依据。

需要注意的是，室间质评成绩合格不能完全代表该实验室所有检验结果均真实可靠，室间质量评价只是手段，目的是保证患者标本检测结果的准确性。

五、仪器与试剂

1.仪器设备

临床实验室工作中已大量使用先进的仪器没备，大大地提高了临床实验室的工作效率。检验仪器和设备是临床实验室开展检验工作的重要资源，它直接影响检验的质量和成本的核算。因此，仪器设备严格管理是实验室质量控制的重要组成部分。临床实验室要建立仪器使用校准和维护保养制度。仪器的维护应由专人负责，做到经常化、制度化和实行责任制。要定期校准和质控，使仪器设备在最佳状态下工作，才能取得最好的检测结果。

2.试剂

试剂（包括试剂盒及培养基）、标准品的质量直接影响到检验结果，必须对其严格管理。临床实验室使用的试剂多数是由试剂公司提供的商品化试剂盒，少数需要人工配制。试剂的使用和管理不仅影响医学检验质量，还直接关系到临床实验室的成本和效益，要制定试剂的质量检验制度和验证试验。验证试验至少应包括精密度、准确度、线性范围、干扰试验、回收试验、保质期等。一旦通过认可使用，请勿随意更换试剂盒。试剂盒应按要求妥善保藏、专人专管，在有效期内使用。

六、人员

检验人员应掌握本专业所有检验项目的基本原理、实验操作步骤、影响因素、注意事项，以确保能正确分析检验结果；同时检验知识丰富，动手能力强，具有临床检验和卫生检验的基本能力，并做到一专多能。所以必须通过专业知识学习、岗位特殊培训及继续医学教育等各种培训方式，掌握相应岗位的技术要求，能够熟练地进行检验和仪器的操作，并能对其专业内的结果的有效性进行初步判断。检验医学是集多学科于一体的交叉学科，检验科人员也要涉及多个领域，需要实验医学、临床医学、仪器学、信息网络等专业的人员组成群体，共同完成临床实验室的工作任务。

第三节　分析后检验结果的质量管理

分析后阶段是指标本检测后检验结果的发出直至临床应用这一阶段。分析后过程包括结果审核、格式规范和解释、授权发布、结果的报告、传送结果及检验后标本的储存等。为使检验数据准确无误、真实并转化为临床采用的疾病诊疗信息而确定的措施和方法，称为分析后质量管理。分析后质量管理是全程质量控制的最后一道关口，是全面质量控制的进一步完善和检验工作服务于临床的延伸。主要包括：①检验结果的审核与发出。②检验后标本的保存及处理。③咨询服务及与临床沟通。

一、检验结果报告的审核、发放与查询

检验结果报告是临床实验室工作的最终产品，检验结果的正确和及时发出是分析后程序的质量保证工作的核心。现在各级医院检验报告结果主要通过检验报告单或医院计算机网络系统发给临床医生或患者。无论以何种形式发送，都应保证发出的检验结果完整、准确、及时、有效。

（一）检验结果确认

检验结果的确认是检验结束后必须做的首要事情，也是检验报告发出前的最后一个环节。因此，必须严格审核确认检验结果。

1.检测标本合格：标本的采集和送检必须符合要求，否则其结果既无意义也没有必要加以确认。在特殊情况下，对于不符合要求而又进行了检测的标本其结果必须说明；不管结果正常与否，原则上仍应重新采集标本进行复检。

2.标本处理得当：在处理标本时，未引入可干扰测试的因素，如血细胞分析时血液充分混匀、血清分离时纤维蛋白去除彻底等。

3.分析仪器运转正常：仪器系统误差在可接受范围内，对仪器定期校准。

4.检测试剂无质量问题，是否在有效期内。

5.检验人员技术熟练，操作正规、无差错。

6.该批次检测的室内质控结果“在控”。

7.结果计算准确无误。

8.排除在整个检测过程中可能存在的影响因素，如中途停电、环境温度过高或过低等。

在上述各点均得到肯定时，则基本上可以确认该批次检测结果准确可靠。

（二）检验结果报告

1.检验结果报告单应包含的基本信息

完整的检验结果报告单应包含以下内容：①检验项目的标识：检验项目名称，也可注明测定方法。②实验室的标识：医院名称、实验室名称，或实验室的联系方式，如地址、电话等。③患者的标识：姓名、年龄、性别、科室、病床号，必要时注明民族。④检验申请者的标识：申请者的姓名、申请日期。⑤标本的标识：标本种类、采集日期、时间及采集人。⑥标本接收时间、报告时间、检验结果、参考区间及异常提示。⑦报告授权发布人的标识：检验结果报告者和审核签名，最好由本组负责人核查签名，在危急情况下或单独一人值班时（如夜班）除外，实习生、进修人员、见习期工作人员无报告权，需由带教老师签发；检验专业毕业生见习期满后，经专业考核合格，临床实验室主任批准后可获得相应的报告权。⑧需要对结果进行解释诊断性的检验报告，有必要的描述并有“印象”、“初步诊断”或“诊断”意见，应由执业医生出具诊断性检验报告（乡、民族乡、镇的医疗机构可由执业助理医生出具）。⑨检验结果如有修正，应提供原始结果和修正后的结果；在检验报告单上可注明“本检验结果仅对此标本负责”字样。

2.检验结果报告形式

①纸质检验报告单。②电子检验报告单：通过院内网络信息管理系统或远程互联网，以电子报告方式将检验结果报告给临床医生。

3.检验结果报告时应注意的问题

（1）异常结果的复核或复查制度：检验结果异常可包括：①检验结果异常偏高或偏低。②与以往结果相差较大。③与临床诊断不符。④与相关实验结果不符。⑤有争议的检验结果。对有争议的检验结果不能作出决定时，如一些特殊细菌、寄生虫、细胞的识别鉴定及某些难以解释的结果，除上述处理方法外，也可采用外送会诊方法处理。

当遇到上述异常情况时，应检查检验标本是否存在质量问题；或与临床医生联系；必要时查阅病历，查询患者情况，考虑是否需要原标本复查，或重新采集标本复查；检查当天检测系统的可靠性等。使用实验室信息系统（LIS）包含对标本条码执行扫描，如有未完成检测项目或有传染病项目检测结果为阳性时，系统及时提示并要求采取相应处理措施，避免项目漏检或传染病漏报。

（2）特殊项目的检验报告制度：有影响重大的检验结果，如发现高致病的检验结果，抗HIV阳性的检验结果，初次诊断白血病及恶性肿瘤的检验结果，罕见病原体的检验结果等，应由临床实验室负责人或由实验室负责人授权的人员复核无误并签名后方可发出。

（3）危急值紧急报告制度：建立危急值的报告制度，应包括检验结果的复核、结果报告的方式（电话报告、病房来取，通过LIS报告等）及规定结果回报时间。临床实验室必须迅速将结果报告给临床医生，避免对患者诊治的贻误。对一些直接危及患者生命的检测项目，如血钾、血钙、血糖、血气（pH值、PO_2、PCO_2）等结果要及时发出；将报告时间、报告人及结果接收者进行登记。

（4）“窗口期”的问题：在某些病毒性感染的疾病中比较明显，即使感染了某种病毒，其标志物的检测在一定时间内，可能出现阴性。只要注意患者的病程，间隔一定时间可再行复查，予以核实。

（5）信息监控系统的建立：许多医院通过LiS与HIS信息管理系统与临床实验室检验仪器实行连接，制定识别“危急值”和“特殊结果”的规则，监控系统自动识别“危急值”或“特殊结果”，及时发出警告，提示操作者对该项目结果进行复查，并可通过短信平台或网络信号立即通知临床科室，保障患者安全。

4.判断检验结果的依据

判断检验结果的重要依据是室内质控是否合格。室内质控结果“在控”，是检验结果可报告的必要条件；若结果“失控”，则报告不能发出，须查找原因，及时纠正，重新测定，待质控结果正常后对标本再行检测，在保证结果可靠后方可发出检验报告。

室内质量控制是评价检测系统精密性的方法之一，但不能用于检测系统的准确性评价，由于有些参考物质或定值参考品价格昂贵，临床实验室可用室间质评结果或实验室比对结果定期评价分析系统的准确性，在实验室存在多种或多个检测系统时，应定期开展分析系统之间结果一致性的比对，参照系统校正系统间的偏差，同时做好分析前、分析中、分析后各环节的质量控制工作。

（三）检验结果报告的审核

检验结果审核者要对检验程序每一环节进行质控分析审核，确认和保证检验结果的真实性和可靠性。作为检验报告结果的审核人，要有强烈的责任感和扎实的理论基础及过硬的检验技术。审核者应当具有临床检验执业资格，为中级职称以上的实验室人员、本专业实验室负责人、高年资的检验人员及临床实验室主任授权人员，他们熟悉检验管理的流程，具有运用相关的临床知识对检验结果的准确性和可靠性进行判断的能力。审核者应对检验报告单的质量负责，当测定结果与临床病情不符时，应该采取必需的措施，以保证检验报告的准确性。这样才能提高检验人员的自信心，其检验报告也会获得临床医生和患者的信任。

（四）数据的修改和权限

1.建立检验数据管理制度

各实验室要建立检验数据管理制度，所有检验报告和原始记录应归档保存。一般检验报告单应至少保存2年，复制相关数据至少3份，保存在不同地方，以防损失，便于日后查找核对。

2.数据录入

录入检验的数据包括患者信息数据及检验数据。如果LIS和HIS联网，患者信息可以通过病案号从医院信息系统中取得，包括患者的姓名、性别、年龄、疾病类别等信息，临床实验室录入人员可根据检验申请单进行必要的补充。如未联网，录入人员可根据检验申请单录入。检验数据录入包括手工录入和自动化录入。

3.数据的修改和权限

各种原因导致检验结果数据出现错误时，可由操作人员进行修改，并报告该项结果的签发人员，征得其同意后，将修正后的内容输入检验结果报告中，经报告签发者签字后发出。

（1）对手工填写的检验结果报告，填写人员发生笔误时，在征得该项结果签发人员的同意后，可采取以下两种形式对报告进行修改：①报告填写人员在报告中注明错误之处，并在错误处旁边加注正确的内容，然后签字、注明日期和时间。此报告经报告签发者签字后可发出。②报告填写人员重新填写一份新的正确报告单，并注明补发原因。然后签字、注明日期和时间。此报告经报告签发者签字后可发出。

（2）输入计算机后打印的检验结果报告的修改与变更：①在输入计算机前发生了错误，由输入人员报告该项结果签发人员，在征得其同意后，可将修正后内容输入检验结果报告中。②在输入计算机后发生了错误，由操作人员报告该项结果签发人员，由签发人员进行修正。

（3）检验结果报告签发人员发现错误结果而无法解释其原因时，应报上级负责人或实验室主任，由他们对报告进行修正并签字后发出。

（4）检验结果修改与变更的相关内容要写入实验室日志，记录的内容应包括被修改或变更的内容、修改或变更后的内容、修改或变更的原因、修改或变更者、修改或变更日期及时间、该项检验报告签发者的签字。由主任修正报告时，记录中要有主任签字。

（五）检验结果报告单发放

检验报告单是重要的医疗文书，是临床医生对患者作出诊断、治疗及判断预后的重要依据，同时也是司法、医疗保险理赔、疾病和伤残事故鉴定以及医疗纠纷和医疗事故处理的重要法律依据。所以要建立检验报告单发放及管理制度。

1.明确发放程序与责任

临床实验室要指定专人负责检验报告单的发放与管理，防止检验报告单的丢失或发错科室。门诊患者某些检验项目，如血、尿、便等常规检验能立等取得的检验报告，可由患者或其陪同者取走。对不能立等取走的检验报告，可告之发放时间与地点，并设专门窗口和专人负责此项工作。避免患者自行翻阅、取拿，以免检验报告单被拿错和丢失。

2.规定检验结果报告时间

对于日常检验及急诊检验项目结果报告期限应有规定，并向临床科室和患者公示。急诊检验项目应在最短时间内报告；日常检验以不影响临床及时诊断和治疗为原则；如临床实验室有特殊情况，不能按时发出检验报告，应及时与申请医师取得联系，说明原因。

3.检验报告单签收制度

临床实验室要建立检验报告单签收制度，患者领取报告单应有相应的凭据，以避免拿错报告单，防止检验报告单的丢失或错发，同时也可以保护患者的隐私。

4.急诊检验结果报告的方式和途径

如立等可取，由患者陪同者或护士取走；电话报告后补发检验报告单；通过网络信息管理系统发送等。后一种形式可以提高效率和减少误差，现已成为临床实验室检验报告单发送的主要形式。

5.委托实验室

同样要向委托单位公示检验报告、报告时间、报告方式及报告途径。

6.保护患者的隐私权

隐私权是患者基本权利之一。原则上检验结果都属于患者隐私权的一部分，未经本人同意，不得公开。所以检验结果原则上只发送给检验申请者，一般发送至检验申请者所在科室的护士站或医生站，如用电子信息发布检验结果．包括检验结果上网，患者从触摸屏自动查询等，应有保密措施（如设有密码）。但有时从对患者保护角度出发，可能不宜将检验结果直接发给本人。因此，还应将与此有关的说明与指导写进检验报告单发放程序内。

抗HIV阳性、梅毒反应阳性、淋病双球菌阳性的结果，招工、招生时肝炎血清标志物阳性的结果，应直接报送检验申请者本人。抗HIV阳性的结果必要时可同时报告给医务部，但不宜扩散；发现高致病性病原微生物同样按上述原则处理。

临床实验室要制定保护患者隐私权的规定及处理程序，规定一般检验结果、特殊检验结果的报告方式及途径，但不要复杂化，以免贻误对患者的及时诊治及处理。

（六）检验结果报告单查询

临床实验室服务内容之一就是对检验结果进行查询。常见以下情况：①检验报告单丢失。②对患者病情综合分析时，需要以往的检验结果作参考。③在检验结果报告发出之前，需要核对以往的检验结果及相关的检验结果，以决定检验结果是否发出。

通常查询方式是根据患者姓名、检验项目、送检日期等进行查询。现许多医院建立有LIS系统，具有较强的查询功能，可根据患者姓名、检验项目、送检日期、病案号、检验标本类型进行查询，不仅可查询近期标本的检验结果，还可查询在一段时间内的或全部检验项目的结果。如需补发检验报告单，应注明“补发”字样。

二、分析后标本的储存与废弃标本的处理

分析后标本的储存是指对检测完毕的样本进行必要的一定时间的备查性保留。

（一）分析后标本储存的目的

分析后标本储存的最主要目的是为了在必要时复查。本次检验结果只能代表本次标本的某项指标水平，也就是说，每份检验报告仅对本次送检标本负责。当质疑检验结果时，只有对原始标本进行复检，才能说明初次检验是否有误。此外，标本保存也有利于在科研工作中开展回顾调查。

（二）分析后标本储存的原则

首先，建立分析后标本储存的规章制度，专人专管，敏感或重要标本可加锁重点保管。其次，在标本保存前要进行必要的收集和处理，如分离血清、添加防腐剂等。再次，应做好标本的标识并有规律存放，将标本的原始标识一并保存。最后，对保存的标本要定期清除以减少不必要的资源消耗。

（三）储存标本的种类及条件

临床检验标本最常见的以血液、尿液、粪便为主。尿液及粪便标本一般很少进行保存，且保存价值亦不大。血液的保存又因检验项目内容的不同，其保存条件、保存时间也各不相同。细胞学形态学分析的骨髓标本、各种积液细胞涂片标本及病理组织标本等，则需要以档案片的形式进行长期保存。

不同分析物其稳定性是不同的。通常分析后血液标本置于4～8℃冰箱保存，一般临床生化、临床免疫检验项目的标本保存时间不应超过一周，但检验抗原、抗体的标本可保存较长时间，必要时可冷冻保存。激素类测定标本保存3天为宜。凝血因子、血细胞测定的标本，以及尿液、脑脊液、胸腹水等一般不作保存。

有条件的实验室应建立标本存放信息管理系统，可监控每个检测样本的有效存放及按生物安全要求最终销毁处置时间，并可通过患者信息快速定位找到样本的存放位置。保存的标本应按日期分别保存，有明显的标志，到保存期后即行处理。

（四）标本储存的制度

检验报告发出后的标本至少应保留48 h，以便复查，与重新采取的标本进行对比分析。临床医生对检验结果如有疑问，应在收到检验结果48 h内反馈给实验室。为了避免医疗纠纷，应保存相关数据，各实验室要根据有关规定制定相应的标本储存制度并对标本进行保存。必须考虑到不同检验项目、不同标本保存的时间和条件是不同的，一些被测物在保存期内会发生变异，血液某些分析物在分析标本中的稳定性也不同。

（五）废弃标本的处理

临床实验室检验的标本具有生物性危害因子。因此，处理这些标本及容器、检验过程中接触这些标本的材料，要符合国家、地区的相关要求。按《医疗卫生机构医疗废物管理办法》及《医疗废物管理条例》相关规定建立《临床实验室医疗废弃物处理制度》来处置实验室废弃标本，如临床实验室的标本、培养物、被污染物储存于专用的有明显标识的生物危险废物储存袋内，从实验室取走前进行高温高压或化学法消毒，最后送无公害化处理中心处理。确保实验室废弃物能得到适当的处理，保证检验质量、防止交叉污染、防止污染环境，保护工作人员身体健康。

三、临床咨询服务和检验与临床的沟通

临床实验室要与临床科室建立良好的沟通渠道，加强检验与临床联系和促进双方互动。也就是说，临床检验工作者除了应为临床医生及时、准确、经济地提供检验信息外，还应全方位地面向临床医生、护士和患者及家属提供检验医学咨询服务，减少检验工作中医患矛盾纠纷，同时也要提升临床实验室的检验质量和方法。

（一）临床咨询服务

开展咨询服务是检验医学所包含的重要内容之一，也是分析后阶段质量保

证工作的重要组成部分。检验结果的解释是临床实验室咨询服务中的核心内容，也是最常见的问题。

1.咨询的重要性

咨询主要来自患者、患者家属及临床医生、护士。咨询服务主要是为了帮助患者及其家属理解检验结果，帮助临床医生更有效地利用检验信息，帮助护士正确采集标本等。咨询服务是为了使检验信息在诊断、治疗中发挥更大作用，这是患者、医生所期望的，也是临床实验室所期望的，体现了“以患者为中心”的指导思想。

2.检验医师职责

检验医师应是沟通临床与检验工作的桥梁，是检验与临床医护人员及患者沟通的使者。

检验医师工作职责为：①提供检验医学咨询服务。②开发检验新项目，引进新技术，并进行临床应用前的全面评估。③承担检验项目的质量管理，监督并及时纠正错误或不准确的检验报告，结合临床综合分析试验结果。④定期收集和评估临床医护人员、患者对检验效率、质量的反馈意见并组织改进。⑤参与临床疑难病例讨论和会诊，为临床提出有价值的诊疗建议。⑥参与临床科研合作，开展基础与应用的临床观察和研究。⑦承担临床医护人员、检验工作者的专业培训、继续教育。

3.临床咨询服务的内容和方法

（1）开展检验咨询服务：可以设立检验咨询门诊或热线电话，解答来自临床或患者提出的检验医学相关问题。

（2）参加临床查房：实验诊断新技术、新项目不断应用于临床，临床医师难免在检查项目的选择、方法学评估、临床意义、结果解释、标本种类、采集方法、重复次数等方面存在疑问，检验医师通过参加临床查房等医疗活动，向临床医护人员介绍最新的检验项目或诊断技术，以及选择检测项目组合，综合分析、评价各项目的检测结果及其意义，为临床提供鉴别诊断、诊断的依据。

（3）参与临床会诊和病例讨论：检验医师应积极参加临床会诊和病例讨论，这是学习临床、参与临床、在临床中发挥疾病诊断和病理机制研究作用的好机会，也是提高临床实验室地位和影响力的好场合。检验医师参与临床疑难病例会诊和病例讨论，侧重于从实验诊断角度解读检验结果，阐明实验室检查结果与临床表现的内在联系，提出进一步进行实验室检查的建议。通常临床血液分析或骨髓形态检查、止血与血栓检验、微生物检验等领域涉及临床会诊较多，检验医师的会诊意见对临床诊疗帮助较大。

（4）参与检验质量临床沟通：检验医师应经常到临床科室，调研和征询临床对实验室检验质量的意见和建议，不断改进临床实验室服务质量。

（5）参与临床科研和教学：检验医师还应发挥熟悉临床和检验的知识结构和技术优势，积极参与检验与临床结合的科学研究，包括诊断性试验新方法与新技术的临床评价、疾病发病机制研究、疾病实验诊断指标的参考区间调查和应用规律研究、药物临床疗效研究等。

4.临床咨询服务注意的问题

检验医师的大部分工作内容，包括检验咨询、临床会诊或病例讨论等，都涉及对检验结果的合理解释和咨询。在排除分析前因素对检验结果的影响，同时在临床实验室检验质量控制水平良好的前提下，合理的解释还应注意以下几个问题。

（1）参考区间：这是解释检验结果是正常还是异常的依据，但必须注意以下几个问题：①生理性变异或生活习性带来参考区间的差异：主要是年龄、性别、民族、居住地域及妊娠等原因引起的差异。②检验方法不同引起参考区间的差异：同一项目的检测方法可能有多种，即使应用同种检测方法，由于仪器不同及试剂的来源不同，检测结果也可能出现差异。因此各实验室应建立自己的参考区间。

（2）“窗口期”的问题：在病毒性感染的疾病中比较明显，即使感染了某种病毒，其标志物的检测在一定时间内，可能出现阴性。出现这种情况时，要注意一下病程，并可采取间隔一定时间后再行复查的办法予以核实。

（3）采取标本时间及患者状态：如输液后立即抽血检查血糖及钾、钠、氯等电解质显然是不适当的。还应考虑药物对患者的影响，如有可能，应暂停药一段时间后再进行检验项目的复查。

（4）敏感度及特异度：“敏感度”是指某病患者该试验阳性的百分率。“特异度”是指非该病患者该试验阴性的百分率。现在不管是定量测定还是定性试验，没有一个项目，其敏感度及特异度都达到百分之百，因此存在着一定比例的假阴性或假阳性。

（二）检验与临床的沟通

临床实验室与临床科室的沟通涉及检验的全过程，可保证临床检验质量，提高医疗诊治水平，防范医疗事故的发生，符合循证医学的要求。

1.沟通内容

分析前过程的沟通主要围绕检验项目设置和选择，检验工作者应将实验室所开设项目的有关信息主动告知临床，包括检验项目的临床意义，检测方法的影响因素和不精密度，测定值的正常参考区间，以及需要的患者准备、样本采集、运送要求和注意事项等，甚至包括该项目检测的成本核算、收费标准。在分析后的沟通中，主要是临床对检验质量的反馈信息。尽管这种反馈信息有时以质量投诉的形式出现，实验室也必须正确对待，积极解决。

2.沟通方式

临床实验室与临床科室交流的方法和途径较多，不同医院应根据医院实际情况，选择适合本院的方法和途径，加强与临床的联系。

最常用的沟通方式就是电话联系，方式方法也可以多种多样，如召开检验一临床对话会或者是全院性的工作会议、举办检验医学专题讲座、编印检验信息并发放到临床科室、检验人员参与临床查房或会诊、通过医院信息管理系统在网上进行实验室与临床的信息交流等。

3.临床咨询应注意的问题

标本的质量是检验报告准确的关键，检验人员首先要检查样本采集、保存、运送过程中是否存在影响检验质量的因素。对于感染性疾病需要考虑病程的变化，如病毒性感染的“窗口期”。两次检验结果差异较大时，除外分析前影响因素，主要考虑室内质量控制情况，检查室内质量控制是否符合要求。此外，检验人员应掌握循证检验医学的规律，正确评价诊断性试验，对检验项目的方法学及临床应用进行评估，为临床咨询积累必要的资料。

（三）对临床医生、护士和患者意见的处理

1.意见的来源

对临床实验室的意见主要来源于临床医生、患者及患者家属，对临床实验室的服务不满意时所做的各种形式的表述，包括投诉或咨询等，最常见的是来自患者或医生的投诉。

2.意见的主要内容

投诉的内容主要是服务质量的问题，即检验结果与病情的符合程度，可能引起误解；另外是服务态度的问题。

3.意见的处理

在医学检验的质量管理体系中，对于临床医生、护士和患者意见的处理应是一个重要的组成部分。通过正确的意见处理可以帮助检验人员查找导致质量问题的原因或影响因素，在整改的过程中不断积累经验，从而改进和提高检验质量。对于检验之外的问题，要帮助医生及患者查找原因，给予合理的解释。这样可减少意见的发生。

总之，临床实验室工作，要建立完整的质量控制体系，将合格的标本由高素质的检验人员在正常运行的仪器上进行测定，经过严格的分析审核后发出。检验、临床、患者三方共同努力协作，才能保证检验报告的准确性。

参考文献

[1] 龚道元，赵建宏主编.临床实验室管理学[M].武汉：华中科技大学出版社，2014.02.

[2] 何丽杰. 影响医学检验分析前质量的因素[J].临床和实验医学杂志,2012,11（21）:1748–1749.

[3] 冷先治. 医学检验分析前误差的原因及对策[J].临床合理用药杂志,2012,5（28）:55–56.

[4] 从玉隆等主编.临床实验室管理学[M].北京：中国医药科技出版社，2004.10.

[5] 曹巧华主编.临床检验与诊断[M].西安：西安交通大学出版社，2014.07.

[6] 侯婉冰.医学检验质量控制中出现的问题及解决措施[J].生物化工,2016,2（05）:77–78.

[7] 张静.医学检验质量控制中出现的问题及解决措施[J].中国继续医学教育,2015,7（23）:27–28.

[8] 林律初,江炎章.临床医学检验中血液细胞检验的质量控制方法探讨[J].中国医学工程,2015,23（04）:160，163.

[9] 从玉隆，王成彬主编.现代医学实验室管理与认可实践[M].北京：人民军医出版社，2011.10.

[10] 阿赛古丽，张纯主编.检验医学与临床应用[M].兰州：兰州大学出版社，2014.05.

[11] 丁振若主编.现代检验医学[M].北京：人民军医出版社，2006.01.

[12] 辛颖.医学检验的进展与临床应用[J].医药前沿，2017（2）：177–178.

[13] 陈凤羽.临床医学检验中血液细胞检验质量控制方法的探讨[J]. 当代医药论丛,2014,12（03）:104–105.

[14] 杨正萼,王雪.浅谈临床医学检验重要环节的质量控制[J]. 中国医学装

备,2013,10（11）:89–91.

[15] 陈斌,卢中心.医学检验结果互认的实施现状分析[J].医学与社会,2013,26（06）:51–53.

[16] 李玉中主编.临床医学检验学–高级医师进阶[M].北京：中国协和医科大学出版社，2016.01.

[17] 李壮.临床医学检验质量控制措施的分析[J].中国实用医药,2014,9（24）:252–255.

[18] 肖进.论临床医学检验质量控制的若干问题[J].大家健康（学术版）,2014,8（16）:10–11.

[19] 曹元应，严家来主编.医学检验综合实训[M].南京：东南大学出版社，2014.02.

[20] 张正，崔巍主编.医学检验科[M].北京：中国医药科技出版社，2014.10.

[21] 黄金,梁庆华.医学检验质量控制分析[J].检验医学与临床,2011,8（10）:1264–1265.

[22] 冯亚英,冯亚军,刘改凤.医学检验的发展[J].中国实用医药,2008,（01）:146–147.

[23] 曹元应主编.临床医学检验诊断学[M].广州：世界图书出版广东有限公司，2014.02

[24] 梁建梅主编.医学检验基本操作技术[M].上海：第二军医大学出版社，2013.10.

[25] 丁晓霞.医学检验分析前与分析后质量控制的探讨[J].中医药管理杂志,2016,24（21）:145–146.

[26] 李廷廷.临床医学检验环节的质量控制分析[J].深圳中西医结合杂志,2015,25（05）:180–181.

[27] 夏振雄.浅谈医学检验与临床的关系[J].医学信息（中旬刊）,2011,24（09）:4727–4728.

[28] 杜贤.医学检验工作中分析前与分析后质量管理[J].医学信息（中旬刊）,2011,24（08）:4094–4095.